Carl-Auer

Karina Kehlet Lins

Einführung in die systemische Sexualtherapie

2020

Reihengestaltung: Uwe Göbel
Umschlag: Heiner Eiermann
Satz: Verlagsservice Hegele, Heiligkreuzsteinach
Printed in Germany
Druck und Bindung: Beltz Grafische Betriebe GmbH, Bad Langensalza

MIX
Papier aus verantwortungsvollen Quellen
FSC® C089473

Dieses Buch wurde mit klimaneutralem Papier hergestellt. Die Kompensation der bei der Papierproduktion angefallenen Emission erfolgt unter der ClimatePartner-ID 13732-1910-1001 und unterstützt das Klimaschutzprojekt »Waldschutz Tambopata in Peru«.

Die Produktion des Buches ist unter Einsatz von 100% Ökostrom erfolgt und es entstanden weitere Emissionen von ca. 14kg/1.000 Expl.

Erste Auflage, 2020
ISBN 978-3-8497-0334-9 (Printausgabe)
ISBN 978-3-8497-8239-9 (ePUB)

Bibliografische Information der Deutschen Nationalbibliothek:
Die Deutsche Nationalbibliothek verzeichnet diese Publikation in der Deutschen Nationalbibliografie; detaillierte bibliografische Daten sind im Internet über http://dnb.d-nb.de abrufbar.

Informationen zu unserem gesamten Programm, unseren Autoren und zum Verlag finden Sie unter: **https://www.carl-auer.de/**.
Wenn Sie Interesse an unseren monatlichen Nachrichten haben, können Sie dort auch den Newsletter abonnieren.

Carl-Auer Verlag GmbH
Vangerowstraße 14 • 69115 Heidelberg
Tel. +49 6221 6438-0 • Fax +49 6221 6438-22
info@carl-auer.de

Inhalt

Vorwort

Dieses Buch erscheint zu einer Zeit, in der sich besonders in der westlichen Welt viele Veränderungen in Bezug auf Sex und Liebe vollziehen. Gerade für Fachleute im Bereich der Psychotherapie ist es wichtig, sich des sich verändernden Klimas bewusst zu werden, denn wir werden in Zukunft nicht weniger Vielfalt sehen, sondern im Gegenteil mehr. Wir brauchen darum mehr Psychotherapiebücher, die explizit unterschiedliche sexuelle Orientierungen und Geschlechtsidentitäten sowie die vielen verschiedenen Arten, Beziehungen zu führen, thematisieren.

In meiner Arbeit als Therapeutin habe ich mich vertieft mit dem Teil der Bevölkerung beschäftigt, der unter dem Akronym LGBTQ[1] bekannt ist. Meine Einstellung dazu ist insofern wenig normativ, als ich z. B. nicht ein bestimmtes Verhalten als typisch männlich ansehe oder denke, dass zwei Frauen, die eine langjährige intime Beziehung führen, aufgrund ihrer »rezeptiven« oder »passiven« Sexualität natürlicherweise immer weniger Sex haben. Diese wenig normative Einstellung signalisiert auch eine Offenheit gegenüber vielen anderen sexuellen Praktiken, was zur Folge hat, dass ich neben der LGBTQ-Bevölkerung viele Klienten sehe, die sich trauen, offen über eher ungewöhnliche sexuelle Praktiken und Präferenzen zu sprechen. Interessanterweise erlebe ich auch eine steigende Anzahl an Klienten, die sich unzulänglich fühlen,

1 LGBTQ ist ein englisches Akronym und steht für Lesbian, Gay, Bisexual, Transgender und Queer. Es gibt manchmal zusätzliche Buchstaben, wie I für Intersex und A für Asexual. Weil es ein dynamisches Feld ist, wird auch oft ein +-Zeichen am Ende gesetzt, weil andere Menschen, die sich z. B. als Genderfluid betrachten, so auch mit einbezogen werden können.

weil sie denken, sexuell gesehen nicht ungewöhnlich genug zu sein.

Auch wenn im Buch die grammatikalisch männliche Personenbezeichnung aus Gründen der Lesbarkeit verwendet wird, möchte ich betonen, dass dieses Buch einen inklusiven Ansatz verfolgt und sich an alle Geschlechter wendet. Wenn in diesem Buch die Begriffe »Klient« und »Paar« benutzt werden, schließen diese also alle Menschen ein, unabhängig von der sexuellen Orientierung oder Geschlechtsidentität. Manche meinen, dass es mehr Heterosexuelle gebe und dass der inklusive Blick die Dinge kompliziere – sowohl für den Leser als auch für den Autor. Sie halten es für einfacher, nur diesen größeren Teil der Bevölkerung anzusprechen, wobei Menschen in gleichgeschlechtlichen Beziehungen aber natürlich auch gemeint seien und die Begriffe einfach für sich übersetzen müssten. Dieser Ansatz mag für manche nachvollziehbar sein, aber letztendlich schließt er doch einen wesentlichen Teil der Bevölkerung aus und fördert gleichzeitig ein enges, stereotypes Denken. Das bedeutet nicht, dass die in diesem Buch vorgestellten Theorien nicht auch für heterosexuelle Beziehungen gelten. Im Gegenteil, die meiste der in diesem Buch verwendeten Literatur zielt auf heterosexuelle Beziehungen. Mein Ansatz soll nur klarstellen, dass es in diesem Buch um *alle* Menschen geht.

Es lohnt sich, mit dem Thema Sexualität zu arbeiten: Wenn es um Sex geht, kann ein Gespräch in der Therapie entwickelt werden, bei dem man mehr über einen Menschen lernt als bei irgendeiner anderen Fragestellung. Dabei ist ein neugieriger und individueller Ansatz angezeigt, bei dem der einzelne Klient oder das Paar im Zentrum steht und theoretische Vorannahmen in den Hintergrund treten. Für einen Psychotherapeuten ist der bewusste Verzicht auf vorgefasste Meinungen entscheidend. Das Ziel dieses Buches ist es darum, Richtlinien für therapeutische Reflexionen und Entscheidungen einzuführen, statt neue Wahrheiten zu präsentieren. Auch für diejenigen, die hauptsächlich mit dem heterosexuellen Teil der Bevölkerung arbeiten, hilft der Blick durch die Linse der Vielfalt, mit dem Thema Sex vertieft zu arbeiten. Sex ist zwar ein kleines Wort, hat aber eine große Fülle an Bedeutungen.

Karina Kehlet Lins
Berlin, Juni 2020

1 Einleitung

Wenn man fragt, was Paare von Freunden unterscheidet, denken die meisten an Sex. Auch wenn man streng genommen vieles mit einem Partner macht, was man nicht unbedingt mit Freunden machen möchte, und man mit jemandem Sex haben kann, den man sich nicht als Lebenspartner wünscht, bleibt es nichtsdestotrotz so, dass Sex eine sehr wichtige Rolle für die meisten Paare spielt und das Thema deswegen eine besondere Bedeutung für unsere Beziehungen hat.

In der gegenwärtigen Kultur, die von wachsender Individualisierung und Traditionsbrüchen geprägt ist, wird die Paarbeziehung zunehmend als Mittelpunkt von Hoffnungen und Bestrebungen betrachtet. Zentral ist dabei die Transformation der Bedeutung von Intimität, die nach einem neuen Gleichgewicht zwischen dem Wunsch nach individueller Freiheit und der Möglichkeit der Bindung sucht. Es besteht ein großes Interesse daran, individuelle Zufriedenheit und gegenseitiges Engagement in Einklang zu bringen (Weeks, Heaphy a. Donovan 2001).

Während sich in der Gegenwart viele Veränderungen in Bezug auf Sex und Liebe vollziehen, stagnierte die sexualtherapeutische Entwicklung seit Mitte der 1980er-Jahre hingegen: Keine nennenswerten Neuigkeiten wurden gemeldet und damit ging eine Remedikalisierung der Behandlung von sexuellen Störungen einher (Clement 2004). Heutzutage ist es vor allem die pharmakologische Industrie, die Interesse an der Sexualforschung hat: mit dem Ergebnis, dass jetzt hauptsächlich untersucht wird, was bei sexuellen Herausforderungen von Menschen biologisch und physiologisch nicht stimmt. Das bedeutet, dass die vorherrschende Sicht der Wissenschaft geprägt ist von einem linearen Denken, bei dem eine bestimmte Ätiologie durch spezifische physiologische Prozesse zu einer Symptomatik führt, im Sinne von Stimulus und Respons. Diese Denkweise ist zu reduktionistisch, um gängige sexuelle Herausforderungen zu verstehen. Beispielsweise gibt es im klinischen Alltag öfters Männer, die unter Erektionsschwierigkeiten leiden und Viagra verschrieben bekommen. Es ist nicht ungewöhnlich, dass diese Männer es wieder absetzen und stattdessen mit Beschwerden über ein niedriges Lustempfinden erneut auftauchen (z. B. Hall 2004). Die Bedeutung eines Symptoms scheint wichtig zu sein, wird aber übersehen, wenn man nicht das ganze Bild betrachtet.

Die Systemtheorie bietet einen konstruktiveren Rahmen, in dem es eine Verschiebung von dem individuellen psychopathologischen Denken zu einem Ansatz gibt, der auf die Verhältnisse zwischen den Individuen fokussiert. Systemisch gesehen schaut man auf das große Ganze, das Gesamtsystem ist mehr als die Summe seiner Elemente. Der Akzent in der systemischen Sichtweise liegt nicht mehr auf einem einzelnen Teil, sondern verschiebt sich auf den Umgang der Teile miteinander. Die Beziehung zwischen Klienten wird sozusagen der eigentliche Klient. Interessant wäre es zu wissen, wie der Partner des gerade erwähnten Mannes mit ihm umgeht und ob es eventuell Beziehungskonflikte gibt, die das Symptom, die ausbleibende Lust, verständlicher machen. Es ist sinnvoll, sexuelle Symptome im größeren Kontext zu betrachten, und die systemische Sexualtherapie bietet einen guten Rahmen dafür.

Die Forschung konzentriert sich jedoch bisher auf die Frage, wie oft Paare durchschnittlich Sex haben – über alles andere weiß man nur wenig (von Sydow u. Seiferth 2015). Und Diskussionen darüber, was genau Sex ausmacht, illustrieren sehr gut, dass jeder seine eigenen Ideen, Gefühle und Normen hat. Keine zwei Menschen denken gleich darüber, weshalb es ein verzwicktes Thema sein kann. Inwieweit man die gegenseitigen Erwartungen erfüllen kann, hängt sehr viel von Kommunikation ab. Für einen Therapeuten sollte es klar sein, wer entscheidet und was richtig und wichtig ist: nämlich der Klient. Im Sinne von Anderson und Goolishian (1992) ist eine Haltung des »Nichtwissens« aufseiten des Therapeuten hilfreich, damit der Klient seine eigene Wahrheit finden kann. Es gibt schließlich nicht die »eine« Wahrheit. Dementsprechend muss der Therapeut neutral bleiben und nicht eine standardisierte Sichtweise verfolgen. Es gibt jedoch einen wichtigen Unterschied zwischen einer nichtwissenden Haltung der Neugierde und einem Therapeuten, der einfach nicht über ausreichendes Wissen für diese Arbeit verfügt. Es ist bedauerlich, wenn z. B. LGBTQ-Klienten ihre Therapeuten erst über ihren »anderen« Lebensstil aufklären müssen, weil eine Fülle an Forschungsliteratur zeigt, dass gerade diese Klienten mit der Behandlung in den psychologischen und psychiatrischen Diensten unzufrieden sind, in denen sie immer noch auf Vorurteile, Diskriminierung und offene Homo- und Transphobie stoßen (Butler 2009). Es liegt also in der Verantwortung des Therapeuten, sich Hintergrundwissen anzueignen. Man muss dabei kein Experte für LGBTQ-Angelegenheiten werden, denn auch homosexuelle Klienten kommen heute selten mit spezifischen Fragen in Bezug auf ihre sexuelle Orientierung in die Therapie, sondern haben die gleichen Fragen und Anliegen, mit denen heterosexuelle Klienten konfrontiert sind. Beziehungsprobleme sind im ganzen sexuellen Spektrum ähnlich (Kleinplatz 2013).

Es ist die Aufgabe des Therapeuten, die sich wiederholenden Muster, die Klienten in ungewollten sexuellen Dynamiken gefangen halten, zu unterbrechen und im Sinne der narrativen Systemtherapie die Klienten einzuladen, neue Geschichten zu erzählen, indem ihnen neue Fragen gestellt werden (Ogden 2012). Ein geringes sexuelles Verlangen kann ein gutes Urteilsvermögen widerspiegeln: Gesunde Menschen wollen keinen Sex, wenn es sich nicht lohnt, ihn zu wollen, oder wenn sie unter Druck stehen, ihn wollen zu müssen.

Allerdings ist Sex ein komplexes Phänomen. Es wird von biologischen, kulturellen, psychologischen und soziologischen Faktoren beeinflusst, für manche zählen auch noch religiöse Überzeugungen dazu. Der sexuelle Lebensverlauf kann sich wie eine spannende Entdeckungsreise anfühlen, kann aber auch eine Folge unerwarteter Enttäuschungen und Erlebnisse sein. Wie der sexuelle Entwicklungsprozess sich gestaltet, hängt u. a. davon ab, wie mit Sex zu Hause, in der Schule, im Austausch mit Freunden und in den Medien umgegangen wird – unser Umfeld prägt und beeinflusst uns sehr. In der Sexualforschung spricht man deswegen öfters von einem biopsychosozialen Modell.

Hinzukommt, dass niemals jemand die gleiche Sexualität hat wie ein anderer; keine zwei Menschen verfügen über die gleiche sexuelle Lebensbiografie, empfinden zur gleichen Zeit Lust oder werden durch genau die sexuellen Aktivitäten, die den Partner am meisten antörnen, erregt. Diese Verschiedenartigkeit kann man als bedrohlich ansehen und versuchen zu vermeiden, was bei vielen Paaren eine vorhersagbare – und vielleicht langweilige – Sexualität erzeugt. Wer sich nicht damit zufriedengeben möchte, findet gute Möglichkeiten, durch die systemische Sexualtherapie den Blick zu weiten.

1.1 Die heteronormative Erzählung

Die Gründer der Sexualwissenschaft haben ein Modell der Sexualität konstruiert, dem wir nur schwer entkommen. Sie haben ein Modell angeboten, das insofern normativ war, als es heterosexuell, zeugungsfordernd und vor allem männlich orientiert war. Die weibliche Sexualität wurde stets als zweitrangig und responsiv gegenüber der männlichen Sexualität gesehen. Die Annahme war, dass es zwei deutlich voneinander abgegrenzte Kategorien gibt, nämlich Männer und Frauen, eine Dichotomie von Interessen, und diese »Wahrheit« wird in der heterosexuellen Struktur von Gesellschaft aufrechterhalten, wo alles andere als Abweichung von der Norm verstanden wird (Weeks 2017).

Obwohl Sex ein ständig präsentes öffentliches Thema ist, gibt es bei vielen Menschen weiterhin massive Wissenslücken (von Sydow u. Seiferth 2015). Viele Menschen messen Eigenschaften immer noch einem bestimmten Geschlecht zu. So wird beispielsweise Fürsorglichkeit als ein »weibliches« Verhalten bezeichnet. Wenn es als Persönlichkeitsmerkmal von Geburt an vorhanden ist, wird es durch den aktuellen Zeitgeist bei Jungen ignoriert oder ruft sogar negative Assoziationen vorher, während es bei Mädchen bestätigt und belohnt wird. Wenn dann das Sexualverhalten später außerhalb der Geschlechterrollenstereotypen verläuft, stellen Menschen oft ihre eigene Identität und Sexualität infrage. Theorien, Überzeugungen und Mythen über die Unterschiede zwischen Frauen und Männern ergeben fast eine Karikatur von »männlicher« und »weiblicher« Sexualität, in der sich Männer allein für Sex interessieren und Frauen nur durch liebevolle Intimität sexuell erregt werden können. Als ob Männer nicht auch Zärtlichkeit bräuchten und Frauen keinen Sex haben könnten, ohne dass er beziehungsorientiert ist. Trotzdem wird der Mann oft als der sexuell aktive Part dargestellt und die Frau als sexuell passiv.

»Maskulin« und »feminin« sind im Grunde relative Begriffe, weil sie miteinander in Beziehung stehen, sie ergeben nur Sinn im Vergleich zum anderen. Es wird dann unvermeidbar, dass auch normative Definitionen von Sexualität durch diese Beziehung strukturiert werden und eine Privilegierung von Heterosexualität nach sich ziehen. Es kommt dadurch zu einer Art institutionalisierter Heterosexualität. Bei Menschen, die den durch diese Begriffe geprägten scheinbaren Rahmen von Männlichkeit und Weiblichkeit verletzen oder gar sprengen, indem sie zum Beispiel einen mehr androgynen oder nonbinären Eindruck vermitteln bzw. sich transgeschlechtlich fühlen, geht es um die ultimative Grenzüberschreitung, die auf viele so herausfordernd wirkt (Weeks 2017). Es geht gegen alles, was wir gelernt haben. Aber auch die große Mehrheit der anderen leidet unter dieser heterosexuellen Norm, die z. B. beinhaltet, wie ein »echter« Mann zu sein hat. Wir sind irgendwie alle Abweichungen von dem perfekten Ideal, der uns vorgeführt wird, versuchen uns aber so gut wie möglich anzupassen.

1.1.1 Es gibt nur ein Geschlecht

Gerade die weibliche Sexualität war dabei schon immer ein Problem und für viele Sexualwissenschaftler im Westen ein Rätsel. Von der Antike bis ins 18. Jahrhundert gab es außerdem nur ein Geschlecht, nämlich das männliche, und Frauen wurden als umgekehrte Version der Männer gesehen (Laqueur 1990). Historisch betrachtet ist also das Verständnis von zwei Geschlechtern relativ neu. Seit dem 18. Jahrhundert gilt vorrangig die Sichtweise, dass Frauen – und ihre Sexualität – grundlegend anders seinen als Männer, aber ihre Sexualität im Prinzip die männliche ergänze. Das heißt reaktiv vs. spontan, responsiv vs. aktiv, hervorgerufen durch einen »Fortpflanzungsinstinkt« oder durch die Kompetenz des Werbers (Weeks 2017).

Diese Idee hat sich in vielen Bereichen unserer Gesellschaft durchgesetzt und lässt sich nicht einfach löschen. Auch in mancher Forschung werden biologische Argumente benutzt. Deren evolutionäre Perspektive kennt viele Anhänger und ist gleichzeitig zutiefst konservativ in den Auswirkungen. Obwohl diese Perspektive durchaus nützlich sein kann, ist ihr Wert begrenzt, wenn man damit menschliche Sexualität erklären will. Deren Einzigartigkeit liegt ja gerade darin, dass sie sich weit von der Fortpflanzung entkoppelt hat und man auch in Zeiten, in denen die Sexualität nicht zu Fortpflanzung führen kann, sexuell interessiert und erregt sein kann (von Sydow u. Seiferth 2015).

1.1.2 Die evolutionäre Perspektive

Wenn man der biologischen und evolutionären Perspektive folgt, dass Männer einen Trieb besitzen, um für reproduktive Zwecke so viel Samen wie möglich zu verbreiten, und Frauen ein Interesse daran haben, ihre Energie für Schwangerschaften zu bewahren, und deswegen von Natur aus monogam angelegt sind, sind feministische Wünsche nach Gleichberechtigung utopisch und eine klare Rollenverteilung der beiden Geschlechter ergibt Sinn (Weeks 2017). So einleuchtend die evolutionäre Perspektive erscheinen kann, genauso schwierig ist es, ihr Gegenteil zu beweisen.

Aber auch die evolutionäre Theorie ist eben eine solche und nicht beweisbar – sie ist allerdings in höchstem Maße suggestiv. Es stimmt, dass Männer im Durchschnitt sexuell aktiver sind, und vielleicht liegt es an den Genen. Aber es könnte genauso gut etwas mit unserer Kultur zu tun haben. Durchschnittszahlen sind gleichzeitig wahr und dennoch nicht sehr hilfreich. In der realen Welt, in der wir leben, ist alles etwas komplexer (Weeks 2017).

Während einzelne Forscher Erregbarkeit weiterhin dichotomisch verstehen – männliche Erregung als spontan, die weibliche als responsiv –, vertritt die jüngere Forschung die Ansicht, dass Erregbarkeit *nicht* geschlechtsspezifisch sei. Stattdessen könne Erregbarkeit besser erklärt werden durch die Erregung fördernde oder hemmende Faktoren, wobei die einzige Differenz die Stärke des Stimulus sei (Meana 2010). Aber viele Menschen fühlen sich von dem Thema und den möglichen Folgerungen überwältigt und bevorzugen weiterhin einfache Antworten auf schwierige Fragen.

1.1.3 Gesellschaftliche Einflüsse auf das Sexualverhalten

Wenn bei Partnern eine Diskrepanz in Bezug auf das Begehren vorliegt, passiert es vor allem bei heterosexuellen Paaren häufig, dass die Frau Sex nicht unbedingt als etwas sieht, das sie für sich tut. Es hat sehr viel mit der oben genannten »Erzählung« zu tun, dass Männer die sexuell Aktiven seien und Frauen die Passiven. Tatsächlich bewirkt solch eine Vorstellung, dass viele Frauen an Sex als etwas denken, das sie für jemand anderen tun; als Gefallen, um den Beziehungsfrieden nicht zu stören oder um das Ego des Partners zu schützen. Frauen ordnen nicht selten ihre Bedürfnisse denen des Partners unter, und ihre eigene Lust scheint ihnen eine ziemlich komplizierte Angelegenheit zu sein (Stirn u. Pika 2016). Das hat u. a. damit zu tun, auf welche Art viele Mädchen immer noch erzogen werden und welche Werte und Botschaften sie von Haus aus mitbekommen. Zusätzlich verstärkt werden diese durch das dominante Narrativ in den Medien. Jugendliche werden schon vor und während der Pubertät heterosexuellen »Drehbüchern« und Skripten ausgesetzt, in denen schwule, lesbische oder bisexuelle Personen höchstens im Hintergrund auftreten, wodurch die Heterosexualität als Norm umso klarer hervortritt. So kommt es heutzutage zu einer ungewöhnlich frühen expliziten und offensiven heterosexuellen Sozialisation (Schmidt 2014).

Selbstverständlich fördert dies die gefährliche Erzählung, dass für Männer Sex das Wichtigste wäre, für Frauen jedoch die Beziehung. Frauen werden nicht erzogen zu denken, dass Sex für sie gut sei, sondern dass es etwas sei, *worin sie gut sein müssen.* Ein süßes Mädchen ist eines, das für andere da ist, und entwickelt sich nicht zu einer Frau, die Sex liebt! Und wer kann schon die Leidenschaft am Leben halten, wenn es dein Ziel sein soll, anderen zu gefallen (Ogden 2008)? Wenn man mit der Botschaft groß geworden ist, dass man als Frau eigene Wünsche und Bedürfnisse zur Seite stellen sollte, kann es sehr schwierig werden, mit der eigenen Sexualität in Kontakt zu bleiben. Außerdem haben viele Mädchen schon im jungen Alter sexuelle Beziehungen, um den anderen einen Gefallen zu tun, während sie selber dafür noch nicht bereit sind und nicht wissen, welche Bedingungen für sie wichtig sind, um Sex genießen zu können (van Lunsen e. Laan 2017).

Frauen können außerdem schnell das Gefühl bekommen, dass es sich hierbei nur um kleine Opfer handelt, die man um des lieben Friedens willen bringt. Aber wenn diese aufopferungsvolle Einstellung sich auf die Sexualität bezieht, ist dies ein sicherer Weg, um auf die Dauer sexuell uninteressiert zu werden und am Ende gar kein Begehren mehr zu spüren. Wenn jemand sich selber ein paar Mal so in die zweite Reihe gestellt hat, indem er oder sie nur das macht, was der Partner möchte, kann ein Mangel an sexuellem Vergnügen zu einem Teufelskreis werden (Hall 2004).

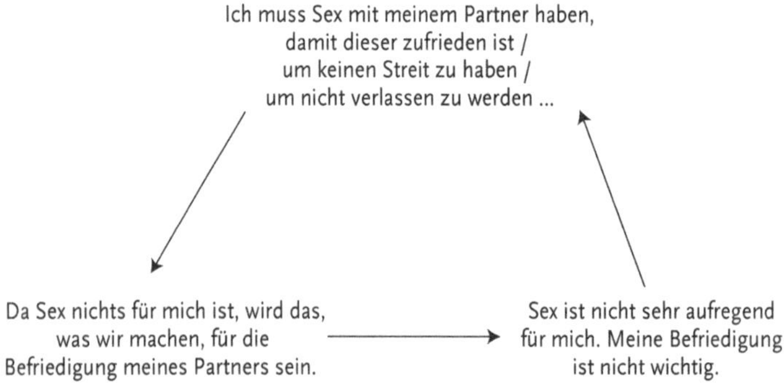

Abb. 1: Teufelskreis

Dazu kommt noch die Tatsache, dass sehr viele Frauen frühe Erfahrungen mit übergriffigem Verhalten haben, das vielleicht keine direkte Kinderschändung oder Vergewaltigung, aber trotzdem grenzüberschreitend war und dazu beigetragen hat, dass sie glauben, dass Männer von Frauen vor allem Sex wollen. Und zu viele Mädchen und Frauen haben Sex mit dem Ziel, ein Verhältnis zu beginnen, zu bewahren oder wiederzubeleben. Dann ist Sex kein intimer Akt mehr, sondern wird instrumentalisiert, als Mittel zum Zweck (Hall 2004). Manche Frauen können es kaum aushalten zu wissen, dass ihr Mann sich schwer damit tut, sexuell abgewiesen zu werden, und meinen dann, sie müssten seinetwegen bald Sex haben. Das Problem bei solchen Gedankengängen (und noch mehr bei deren Umsetzung) ist, dass es die Frau noch weiter von ihrer eigenen Lust entfernt und einem erstickenden Pflichtgefühl für Sex näherbringt.

1.1.4 Frauen kommen zu kurz

Die meisten Menschen tun nicht das, wonach sie sexuell verlangen, sondern das, von dem man ihnen beigebracht hat, dass sie es tun sollten (Perel 2016). Ein Mangel an Lust bedeutet z. B. nicht unbedingt einen Mangel an Sexualität: Ein großer Teil der heterosexuellen Frauen hat mehrmals im Monat Sex, ob sie daran interessiert sind oder nicht. Viele Frauen fühlen sich unter Druck gesetzt, Geschlechtsverkehr in ihren intimen Beziehungen zu haben, und der Druck wird durch die Betonung des Sexuellen in unserer Gesellschaft unterstützt (Hall 2004). Hinzu kommt, dass bis heute noch viele Frauen sich damit schwertun, dem Partner Anleitungen für ihre Befriedigung zu geben oder zu signalisieren, dass sie bisher keinen Orgasmus hatten (von Sydow u. Seiferth 2015).

Dies mag auf den ersten Blick vielleicht etwas übertrieben wirken. Aber die Forschung zeigt, dass heterosexuelle Frauen im wahrsten Sinne des Wortes immer noch zu kurz kommen. Während die Kriterien für sexuelle Dysfunktionen zum größten Teil immer noch auf den Geschlechtsverkehr zielen, haben mindestens zwei Generationen von Sexualforschern belegt, dass ungefähr drei Viertel der Frauen durch Geschlechtsverkehr nicht befriedigt werden, sie brauchen klitorale Stimulation und ein sogenanntes Vorspiel (Ogden 2008). Seit dem Kinsey-Report weiß man, dass es beim Koitus große Unterschiede in puncto Häufigkeit des Orgasmus von Frauen (27 %) und Männern (80 %) gibt, wozu sogar Kinsey schon äußerte, dass dies »von erheblicher sozialer Bedeutung ist« (Kinsey 1953, S. 398). Diese »Orgasmuskluft« ist, obwohl sie seit mehr als einem halben Jahrhundert bekannt ist, leider weiterhin sehr prominent: Moderne Studien zeigen immer wieder, dass nur ein Viertel der heterosexuellen Frauen einen Orgasmus beim Geschlechtsverkehr hat, im Gegensatz zu ca. 90–95 % der Männer. Gleichzeitig erleben ungefähr 50 % der Frauen gelegentlich Schmerzen beim koitalen Sex und 10 % jedes Mal (van Lunsen e. Laan 2017). Wenn sie zudem nicht mit der Freude am Orgasmus belohnt werden, lernen sie also nicht, dass Sex etwas Schönes ist. Wie sähe es mit der Lust der Männer aus, wenn die Zahlen umgekehrt wären, d. h., wenn die meisten Frauen beim Geschlechtsverkehr Orgasmen hätten, aber drei Viertel der Männer dabei frustriert und unerfüllt blieben? Vielleicht lässt sich so besser verstehen, wie der Mythos, dass Frauen im Vergleich zu Männern weniger Lust haben, entstehen konnte.

Dementgegen wird die Sexualität von Männern zu einer unaufhaltsamen und unwillkürlichen Kraft reduziert, die vom Kontext unberührt bleibt. Die Daten unterstützen diese Unterscheidung nicht, genauso wenig wie die Erfahrungsberichte aus der klinischen Welt. Außerdem ist die Etablierung einer eigenen Triebtheorie für Männer eine sozial gefährliche. Auch der männliche Sexualtrieb, obwohl er stärker zu sein scheint, wird von sozialen Kräften, Beziehungen und dem Selbstwertgefühl beeinflusst, und der vermeintlich spontane Wunsch der Männer ist keine rein biologische Kraft, die nach einem Ventil sucht. Die Sexualität von Frauen scheint zwar beziehungsorientierter zu sein, verschiedene Untersuchungen stellen diese Annahme jedoch wieder infrage (Meana 2010). Die Botschaft, mit der sehr viele weiter aufwachsen, ist »Richtige Männer landen Treffer« und »Brave Mädchen tun *es* nicht«, eine Dynamik, die die Leidenschaft bei unzähligen Paaren zerstört (Ogden 2008). Es geht hier nicht darum zu diskutieren, inwieweit die Sexualität von Männern und Frauen gleich ist, es geht darum, die Ungleichheiten der sozialen Kontexte im Auge zu behalten, weil diese einen wesentlichen Teil des Problems darstellen.

Trotzdem liegt bis heute den Abbildungen und Texten im Biologieunterricht eine Vorstellung der Komplementarität von Mann und Frau zugrunde, die weder dem aktuellen Forschungsstand entspricht noch für das sexuelle Erleben der Frau günstig ist (Beck 2016). Es geht um die Vorstellung, dass Penis und Vagina gleichgestellt sind, obwohl es die Klitoris ist, die das eigentliche sexuelle Organ der Frau darstellt. Sie ist übrigens viel größer als der äußerlich sichtbare Teil.

1.1.5 Die »Neuentdeckung« der Klitoris

Im Jahr 1559 behauptete der italienische Anatomieprofessor Colombo, die Klitoris in ihrer ganzen Fülle entdeckt zu haben. Aber der Anatom Falloppio bestand darauf, dass er die Klitoris zuerst erblickt hatte. Beide erhielten im 17. Jahrhundert Kritik vom dänischen Anatomen Bartholin (Junior), der sagte, die Klitoris in ihrer ganzen Ausdehnung sei bereits seit dem zweiten Jahrhundert bekannt. Im Jahr 1844 wurde sie dann vom deutschen Anatomen Georg Ludwig Kobelt wiederentdeckt (Laqueur 1990). Trotz dieses Wissens wurde der ganze Umfang der Klitoris bis vor Kurzem in Anatomiebüchern immer wieder ignoriert. Und so war es eine »Überraschung«, als die australische Anatomin Helen O'Connell 1998 die gesamte Klitoris mit modernen Techniken »entdeckte«.

Wenn die Klitoris beim Geschlechtsverkehr mit einbezogen wird, so verdoppelt sich der Prozentsatz von Orgasmen bei Frauen (van Lunsen e. Laan 2017). Das komplementäre Bild von Penis und Vagina ist veraltet und gehört in die Zeiten, in denen man Sex ausschließlich für reproduktive Zwecke haben durfte. Aber der häufigste Sex, der heute auf der Welt geschieht, findet nicht zur Fortpflanzung statt, sondern im Gegenteil: Viele versuchen eine Schwangerschaft gerade zu vermeiden. Außerdem lässt sich eine Befruchtung heutzutage im Reagenzglas durchführen, dafür braucht man keinen Koitus mehr.

1.1.6 Sexualität jenseits alter Reaktionen

Unsere Klienten sehen Sexualität oft noch im Schatten alter Ideen, wie Sexualität zu sein habe. Aber sie begrüßen die Möglichkeit, sich sexuell kompetenter zu fühlen, auch wenn sie etwas Zeit brauchen, ihre eigenen Reaktionen oder die des Partners nicht zu bewerten und keinen Druck zu machen, um eine »richtige« sexuelle Reaktion zu erschaffen (Iasenza 2010). Es ist deshalb erfreulich, dass mehr und mehr Forscher die Meinung teilen, dass es mehr Übereinstimmungen als Unterschiede zwischen den Geschlechtern gibt. Das ist eine gute Nachricht für uns alle: Nur wenn wir die Rigidität begrenzter Geschlechtsauffassungen verlassen können, wird es möglich, vor allem Langzeitbeziehungen von den limitierenden sexuellen Szenarien zu befreien, die für so viele charakteristisch sind und zu sexueller Langeweile führen (Schnarch 1997).

Gleichzeitig sind es aber die kleinen Unterschiede, die die meisten interessieren, die Schlagzeilen machen und Umsatz generieren. Letztendlich ist es die Variation, die die einzige wirklich universelle Eigenschaft von Sexualität darstellt (Nagoski 2015). Menschen können sich selbst umso besser verstehen, je mehr sie ihre eigene Sexualität kennenlernen.

Und zwar nicht, um sich in Kategorien einzuordnen, sondern um die persönliche Eigenart zu begrüßen. Die Sexualität eines Individuums kann nie komplett erfasst werden in einem einheitlichen Modell.

Es hilft, sich die Sexualität als ein Mosaik vorzustellen, bei dem nicht zwei Steinchen gleich sind. Es sind genau diese vielen individuellen Variationen und Unterschiede zwischen Menschen, die die Arbeit mit dem Thema Sex für manche Psychotherapeuten unüberschaubar machen. Und für andere gerade sehr spannend.

1.2 Sexualtherapie in einer vielfältigen Welt

Wenn es um Sex und Sexualität geht, begibt man sich in eine Welt von Unklarheiten und mehrfachen Bedeutungen. Dazu kommt, dass Sex und Geschlechtsidentität heutzutage kontrovers beladene Begriffe sind, was die Arbeit mit dem Thema für manche zu einer kaum zu bewältigenden Aufgabe machen kann (Iasenza 2010). Deswegen ist es wichtig, Therapeuten zusätzliche Fertigkeiten und Kenntnisse anzubieten, die sie in einer systemischen Psychotherapieausbildung nicht unbedingt erhalten haben. Leider ist es aber so, dass in den meisten Literaturlisten von Paartherapiekursen keine Referenzen zur Unterstützung der Behandlung sexueller Probleme aufgeführt sind. Dies kann den Eindruck erwecken, dass die Sexualtherapie ganz von der Paar- und Familientherapie abgetrennt wird. Das Thema Sexualität fehlt sogar vollkommen in der üblichen systemischen Literatur (Markovich 2007) und spiegelbildlich gibt es in der klassischen Sexualtherapie keinen Platz für systemisches Denken. In den klassischen Ausbildungen zur Sexualtherapie lernt man viel über funktionellen sexuellen Kontakt, aber wenig darüber, wie man sexuelle Intimität fördert (Kleinplatz 2012a). Darum funktioniert die klassische Sexualtherapie am besten bei Paaren, die außer ihrer Sexualität sonst keine Probleme miteinander haben (von Sydow u.

Seiferth 2015). In allen anderen Fällen machen die Klienten die Hausaufgaben, die man in der klassischen Sexualtherapie mitgibt, einfach nicht oder es kommt zum Therapieabbruch (Ogden 2008).

Erst in jüngerer Zeit haben Sexual- und Paartherapeuten ernsthaft versucht, diese beiden Bereiche zu integrieren und zu erforschen, wie Sexualität und Intimität als anspruchsvolle Systeme funktionieren und interagieren (Schnarch 1997). Deswegen kann man auch argumentieren, dass alle neueren paartherapeutischen Ansätze zur Behandlung von sexuellen Problemen systemisch sind, insofern als sie Regelkreise des Zusammenspiels der Partner analysieren und zu verändern suchen und ressourcenorientiert arbeiten (von Sydow u. Seiferth 2015).

Auf theoretischem Niveau ist es eine Selbstverständlichkeit, das Thema Sex zu behandeln. Eine andere Sache ist es, sich in einer Sitzung aktiv damit zu befassen. Das fühlt sich für viele Therapeuten heikel an, vielleicht ist es sogar ein Thema, das manche überfordert. Wichtig ist zu wissen, dass sexuelle Krisen nicht unbedingt bedeuten, dass eine Beziehung auseinanderfällt – sie können sogar ein entscheidender Impuls für einen Wachstumsprozess des Paares sein. Als Therapeuten fühlen viele sich allerdings schlecht auf das Thema vorbereitet, nicht nur, weil es in den meisten Ausbildungen nicht thematisiert wird, sondern auch, weil zahlreiche Menschen sich immer wieder Gedanken oder Sorgen über die eigene Sexualität machen und die vielen Unsicherheiten, die damit verbunden sein können: ein wichtiger Punkt, sich mit der eigenen Sexualität zu beschäftigen, um als Therapeut gut mit dem Thema arbeiten zu können. Nur so wird einem bewusst, welche Themen einem eher liegen als andere, nur so versteht man die eigenen Werte und Vorstellungen von Sex besser und nur durch Selbstreflexion und den Austausch mit Kollegen sowie dem eigenen Therapeuten bzw. Supervisor kann man empathischer auf Klienten eingehen, denen es schwerfällt, in einer Sitzung offen über das Thema zu sprechen.

Die Sexualtherapie ist bei sexuellen Problemen auch von daher besonders effektiv, da andere Therapieformen diese nur als Symptome tieferer emotionaler Probleme betrachten. Bis zum Aufkommen der Sexualtherapie konnten Menschen Jahre auf der sprichwörtlichen Couch verbringen, ohne jemals ihre sexuellen Probleme direkt zu thematisieren (Hall 2004). Allerdings besteht ein großes Defizit an Ausbildungsmöglichkeiten in der Sexualtherapie und es ist äußerst selten, dass sie interdisziplinär angeboten wird (Kleinplatz 2012a). Dies kann mit der Vorstellung zu tun haben, dass, wenn man die Beziehungsdynamik verbessert, der Sex von alleine wieder funktioniert. Das kann durchaus passieren, wenn Paarkonflikte mit im Spiel sind. Allerdings geschieht es auch oft, dass sich zwar die Beziehungsdynamik verändert hat, der Sex aber trotzdem nicht besser wird. Veränderungen im Leben oder in der Beziehung vorzunehmen, um das zu korrigieren, was aus dem Gleichgewicht gekommen ist, führt nicht automatisch zu einem Wiederaufleben der sexuellen Lust. Außerdem kann man in Verhaltensmustern stecken und steckenbleiben, die das sexuelle Erleben auf einem sehr niedrigen Lustniveau aufrechterhalten.

Die Sexualwissenschaft würde den Menschen besser dienen, wenn sie sich mehr auf das sexuelle Vergnügen anstatt nur auf »genug Sex« konzentrieren würde. Erotik passt nicht gut zur Medikalisierung der Sexualität und der Betonung von Tumeszenz, Lubrikation, Orgasmus und »sexueller Gesundheit«. Die erotische Landschaft ist wesentlich größer, reicher und komplizierter als die Physiologie des Geschlechts oder ein Repertoire an Sexualtechniken. Paare in langjährigen Beziehungen, die einen erotischen Funken beibehalten haben, wissen, wie man auf lange Sicht ein Gefühl von Lebendigkeit,

Lebensfreude und Vitalität pflegt. Sie verstehen, dass ein zentraler Akteur der Erotik die Fantasie ist. Nicht unbedingt Fantasien, die sich auf die Vielfalt neuer sexueller Positionen konzentrieren, sondern solche, die dazu beitragen, dass wir uns und unseren Partner weiterhin mit einer faszinierenden Neugierde betrachten und interessant und attraktiv für uns selbst bleiben (Perel 2010).

Die Forschung und klinische Untersuchungen können einen großen Beitrag zur Förderung der Inklusivität und zur Berücksichtigung der Vielfalt des gesamten Spektrums sexuellen Verlangens leisten (Meana 2010). Das menschliche Begehren gedeiht nicht, indem erklärt wird, was eine »richtige« oder eine »gute« Sexualität ist – Sexualität ist vielfältig. Und das Begehren will nicht in Kategorien eingeengt werden. Dafür ist Erotik zu anarchistisch.

Der systemische Grundgedanke, dass die sexuelle Funktion eines Partners immer einen Einfluss hat auf den anderen Partner, ist offensichtlich wichtig. Die systemische Sichtweise ist auch dann hilfreich, wenn man mit Menschen arbeitet, die Beziehungen außerhalb des traditionellen Verständnisses von Monogamie führen. Eine mittlerweile substanzielle Anzahl an Menschen lässt Ausnahmen davon zu. Manche Paare haben Verabredungen, dass man auf Geschäftsreisen mit anderen schlafen darf, andere haben die Regel, nur einmal mit dem gleichen und nur außerhalb des Freundeskreises Sex haben zu dürfen. Wieder andere haben eine feste Beziehung mit einem Dritten, der auf viele Weise in den Alltag mit einbezogen werden kann. Noch andere führen offene Beziehungen mit einem primären Partner und weiteren Liebespartnern. Und schließlich gibt es diejenigen, die polyamorös leben, wenn mehrere Partner gleichgestellt sind. Anders-gesagt: es gibt eine Vielzahl an Möglichkeiten, wie Beziehungen geführt werden, und es ist gut, sich zu vergegenwärtigen, dass Monogamie eher an eine Kultur gebunden ist, als dass sie einen universellen natürlichen Zustand darstellen würde (Weeks, Gambescia a. Hertlein 2016).

1.3 Die vorherrschende Tendenz

Begriffe wie »gesund« und »normal« werden in der Sexualwissenschaft ständig benutzt und kommunizieren auf diese Art einen verengten Blick auf eine Sexualwissenschaft, in der die nicht biologischen Aspekte fast komplett ausgegrenzt werden (Meana 2010). Eine ähnliche Tendenz, die man sowohl bei Laien als auch Forschern beobachten kann, ist, dass sehr viele davon ausgehen, dass Menschen Sex haben möchten. Das heißt, wenn jemand mit nur geringer Lust in eine Sexualtherapiesitzung kommt, ist das Ziel für viele Therapeuten, die Lust zu erhöhen. Wer würde schließlich keinen Sex mögen? Also wird die Sitzung bestimmt von dem Ziel, herauszufinden, was die geringe Lust verursacht. Keiner fragt, warum der andere Partner mit dem höheren Lustlevel Sex haben will. Es wird einfach davon ausgegangen, dass Lust auf Sex angeboren und gesund ist (Hall 2004). Aber die Sichtweise, dass eine Störung des sexuellen Verlangens bei dem Individuum bestehen muss, das ein geringeres Bedürfnis zeigt, ist zu eingeschränkt. Es ist hilfreicher, das Symptom als Hinweis auf eine Diskrepanz zwischen dem sexuellen Verlangen beider Partner zu verstehen. Dieses alternative Verständnis lenkt den Therapeuten auf eine zwischenmenschliche Betrachtung des sexuellen Begehrens und weg von einer linearen Sichtweise, dass etwas innerhalb des Individuums »defekt« sei (Sanders 2003).

Mittendrin in Beziehungsproblemen haben nur wenige den Mut anzunehmen, dass die Überzeugungen, die wir mit vielen Paaren teilen, die Quelle unserer Probleme sind. Beispiele solcher Auffassungen sind, dass Lust spontan entstehen soll oder dass Sex immer Spaß macht. Wir denken, dass Probleme mit der Sexualität dadurch verursacht werden, dass wir fehlerhaft oder unnormal sind. Aber Probleme können gerade *normale* Reaktionen auf unrealistische Überzeugungen sein, die unsere Gesellschaft durchdringen. Letztendlich weichen wir alle ab von der Norm, aber nur in Bezug auf stark verzerrte Vorstellungen von Normalität (de Botton 2012).

Das Auftreten von Beziehungsschwierigkeiten generell ist allerdings kein Problem, das »gelöst« werden kann. Probleme sind ein fester Bestandteil einer Beziehung, die alle Paare irgendwann erleben, wenn sie lange genug zusammen sind. Es sind die unrealistischen Überzeugungen und Bilder von glücklichen Paaren, die uns nicht darauf vorbereiten, effektiv mit diesen Herausforderungen umzugehen. Die »Lösung« sexueller Schwierigkeiten kann eine persönliche Entwicklung erfordern, wie erotisches Wachstum und Reife, anstatt neue Techniken und Fähigkeiten zu erlernen (Schnarch 1997).

In diesem Sinne denken nicht viele daran, dass zum Beispiel ein Mann, der in Panik gerät, wenn er keine Erektion bekommt und so seine »Aufgabe« nicht erfüllen kann, bereits unter den Anforderungen von »normalem« Sex leidet, d. h. unter dem Paradigma, Leistung zeigen zu müssen (Apfelbaum 2012). Damit ist natürlich gemeint, dass sein Glied steif sein muss und zu funktionieren hat, wodurch Ängste entstehen können. Sowohl junge als auch ältere Menschen stellen heutzutage eine Abnahme ihrer Lust fest und suchen deswegen Hilfe. Männer mit niedrigem Lustniveau haben oft sekundäre Erektionsstörungen und glauben deswegen, keinen Sex »liefern« zu können (Leiblum 2010).

Eine schwache oder ausbleibende Lust ist eine der häufigsten Herausforderungen in der heutigen Sexualtherapie. Aus klinischer Sicht sehen wir viele Menschen, die ihren verminderten Wunsch bedauern und ihre sexuelle Leidenschaft wiederherstellen oder wieder entfachen wollen. Mehr und mehr Klienten beschreiben ihre sexuellen Probleme weniger entlang der Erzählstruktur »Es klappt nicht«, sondern eher als »Ich habe keine Lust mehr«. Damit ist die Bedeutung des Funktionierens in den Hintergrund gerückt, möglicherweise auch für diejenigen, die objektive sexuelle »Störungen« haben. Die damit verbundene Beeinträchtigung ihrer Lust wird eher als das zentrale Problem erlebt, unabhängig von der Funktion (Clement 2004).

1.4 Die systemische Sexualtherapie

Innerhalb der systemischen Sexualtherapie kommt die Funktion erst an zweiter Stelle. Darum stellt sie eine gute Alternative zur klassischen Sexualtherapie dar. In der systemischen Sexualtherapie ist es wichtiger, die Bedeutung eines Symptoms zu verstehen, sowohl für den individuellen Klienten wie auch innerhalb des Interaktionsmusters eines Paares. Durch die Brille der systemischen Sexualtherapie kann man sexuelle Probleme als soziale Konstruktionen sehen, bei denen Symptome im Beziehungszusammenhang stehen. Hierzu gehören Paardynamik, individuelle Dynamik und Kontext. Das systemische Denken befreit zusätzlich die Therapie vom Symptomeliminierungszwang, indem der Fokus sich von der Funktion des Könnens zum Wollen bzw. Anderswollen verschiebt. Dieses wiederum macht das sexuelle Begehren zu einem zentralen Punkt in der Therapie (Eck 2016a). Kurzum: man nähert sich dem Begehren als systemischem Beziehungsprozess statt als persönlichem Merkmal (Schnarch 2010).

Um Klienten helfen zu können, Sex zu haben, für den es sich lohnt, sich zu begeistern und so die Lust wieder willkommen zu heißen, müssen Kliniker neue Fähigkeiten erwerben und lernen, wie sie andere Einsichten bei Klienten fördern können für die Entwicklung eines eigenen und authentischen Narrativs. Therapeuten müssen darum auch lernen, wie man Paaren helfen kann, Beziehungen zu entwickeln, die ausreichend sicher sind, sodass man, indem man authentisch ist, seine eigene Verwundbarkeit zeigen kann (Kleinplatz et al.

2009). In einer Beziehung, egal, wie gut sie ist, ist es unvermeidlich, dass es eine Zeit geben wird, wo einer Lust auf Sex hat und der andere gerade nicht. Wie mit dieser Situation umgegangen wird, ist der springende Punkt.

Klinische Symptome können also nicht nur die sexuelle Beziehung des Paares betreffen, sondern auch als Probleme in einigen anderen Bereichen verstanden werden, einschließlich der Regeln über das Sexualverhalten in den Herkunftsfamilien, der Vorgeschichte des Paares, populärer Sexualmythen oder noch tiefgründigeren, kulturell und historisch bedingten Verhaltensmustern. Neue Geschichten über das sexuelle und intime Leben entstehen, wenn es ein neues Publikum gibt, das bereit ist, sie zu hören (Weeks, Heaphy a. Donovan 2001). Und mithilfe systemischer Methoden kann man seinen Klienten helfen, die eigene Autorenschaft zu übernehmen und seine eigene Geschichte zu erzählen.

2 Besonderheiten der systemischen Sexualtherapie

2.1 *Vom Können zum Wollen*

Es gibt verschiedene theoretische Modelle des menschlichen sexuellen Reaktionszyklus, am bekanntesten ist das von Masters und Johnson (1966)[2]. Die klassische Sexualtherapie, die auf diesem Modell basiert, hat sich auf die Behandlung von Symptomen sexueller Dysfunktionen konzentriert und orientiert sich an verhaltenstherapeutischen Methoden. Obwohl die meisten Klienten ein erfüllteres Sexualleben anstreben, wird weitestgehend die körperliche Behandlung dieser Dysfunktion angestrebt mit dem Fokus auf Entspannungsübungen wie der Sensate-Focus-Intervention, einer bestimmten Vorgehensweise mit Streichelübungen. Dieser Ansatz kann bei manchen Problemen hilfreich sein. Paare, deren Sexualität durch massive Ängste gestört ist, können von dieser klassischen Sexualtherapie profitieren, auch wenn es dabei nicht um mehr als eine Angstreduktion geht (Maß u. Bauer 2016). Dieser Ansatz ist aber bei fehlender oder unterschiedlicher Lust der beiden Partner – heutzutage die häufigsten Probleme innerhalb der Paar- und Sexualtherapie – nur begrenzt hilfreich.

Das Funktionsparadigma ist dem Modell von Masters und Johnson inhärent. Und obwohl die individuelle Psychodynamik wie auch die Paardynamik der sexuellen Symptomatik mit einbezogen werden können, geht es grundsätzlich

2 Hier wird den unterschiedlichen Modellen nicht mehr Platz gewidmet, denn darüber ist schon sehr viel in der Forschung geschrieben worden. Allerdings ist es wichtig zu wissen, dass es kein einziges Modell der sexuellen Reaktion gibt, das alle sexuell aktiven Menschen inklusiv und angemessen beschreibt (Giraldi, Kristensen a. Sand 2015).

um einen Zusammenhang zwischen Angst und Erregung bei Interventionen, die typischerweise auf Entspannung zielen (Clement 2001). Interessanterweise kann man auch beobachten, dass, wenn beispielsweise ein Vaginismus mithilfe einer Therapie behoben wird, sich stattdessen eine Luststörung entwickelt. Es kann sogar passieren, dass der andere Partner, der vorher noch keine Symptome hatte, eine Erektionsstörung entwickelt (Sanders 2003). Ein Symptom kann also eine große Aussagekraft haben und darum ist es wichtig, seine Bedeutung besser zu verstehen, beispielsweise indem man es im Rahmen des Beziehungskontextes untersucht. Wenn man den Blick auf die Funktion reduziert, geht die weitergehende Bedeutung des Symptoms verloren.

Die klassische Sexualtherapie ist oft mit Sex umgegangen, als ob er vom Rest des Lebens getrennt werden könnte (Hall 2004). Und die Ziele der klassischen Sexualtherapie enden auf der Ebene der normativen, standardisierten Funktionsweise der Geschlechtsorgane. Die klassische Sexualtherapie zielt lediglich darauf ab, die Klienten in einen vorbestimmten, funktionsfähigen Zustand zu versetzen. Auch wenn diese das Potenzial hätten, mehr zu werden als bloß symptomfrei. Die Alternative zu A-priori-Lösungen besteht darin, zu entdecken, was jeder Einzelne werden kann, und es respektvoll zu ermöglichen, dass der Klient in diese Richtung wächst, seine Grenzen so dehnt und erweitert, wie er bereit ist zu gehen. Hier liegt das Potenzial für sexuelle Veränderungen und Wachstum – und es wäre schön, wenn sich mehr Therapeuten trauen würden, diesen Prozess zu begleiten. Die transformative Kraft der Erotik fehlt jedoch weitgehend im Diskurs der klassischen Sexualtherapie (Kleinplatz 2012b).

Statt zur Steigerung der allgemeinen sexuellen Befriedigung beizutragen, geben sich viele mit der bloßen Verbesserung der sexuellen Symptome zufrieden. Wir haben uns damit abgefunden und daran gewöhnt, Leistungsprobleme zu lösen, anstatt das sexuelle Potenzial zu steigern (Kleinplatz 2012a). Solange man sexuelle Probleme anhand eines Defizitmodells erklärt, werden Therapien danach konzipiert, was fehlt und mangelhaft ist auszugleichen. Interessanterweise kann man bei den häufigsten sexuellen Problemen, nämlich sexueller Langeweile und Lustlosigkeit sowie der Diskrepanz des Lustniveaus, keine eigentliche Pathologie diagnostizieren (Kleinplatz et al. 2009). Ein geringes sexuelles Verlangen ist nicht einmal eine richtige sexuelle Dysfunktion, weil, im Gegensatz zu anderen sexuellen Problemen, die sexuellen Reaktionen tatsächlich funktionieren (Hall 2004). Also lohnt es sich, eine neue Sichtweise zu entwickeln und einen anderen therapeutischen Weg einzuschlagen.

2.2 Besonderheiten der systemischen Sexualtherapie

Sexuelle Probleme sind genauso unterschiedlich wie die Menschen, die sie haben. Darum gibt es keine einzelne Therapie, die für alle funktioniert (Leiblum 2010). Worüber aber mehr und mehr Forscher sich einig sind, ist, dass der ganze Kontext, in dem sexuelle Probleme auftreten, einen sehr wichtigen Anhaltspunkt ausmacht. So kann sexuelles Desinteresse eine gesunde Reaktion auf eine schwierige Situation sein. Wenn jemand zum Beispiel viele Überstunden macht, Stress auf der Arbeit hat, sich sexuell langweilt oder sich um ein krankes Familienmitglied kümmern muss, ist das Symptom sexueller Lustlosigkeit angemessen, wenn man das Umfeld genauer betrachtet. Eine systemische Sichtweise in der Sexualtherapie kann sehr wertvoll sein, um das Blickfeld um diese kontextuellen Faktoren zu erweitern, die einen großen Einfluss auf unseren mentalen Zustand ausüben können. Die Erotik ist schließlich höchst persönlich und wird individuell definiert. Der Punkt ist, dass die sexuelle Funktion nur ein Teil der Lustgeschichte ist. Ein Sexualtherapeut wird im Idealfall individuelle, relationale, familiäre und umgebungsbedingte Faktoren berücksichtigen, die zu einem sexuellen Problem beitragen. So bietet die systemische Sichtweise einen guten Einstieg, indem man schaut, was zur Stabilisierung angesichts einer Problemschilderung hilfreich sein könnte.

Wenn sich ein Klient sehr auf Erektionen oder Orgasmen konzentriert, wissen wir, dass er sich am Leistungsniveau orientiert. Und wenn unsere Lösungen nur auf Symptome abzielen, ermutigen wir unsere Klienten, auf dieser Ebene zu bleiben und nicht in die erotische Dimension zu gehen. Vielleicht können wir die Entwicklung zukünftiger Probleme verhindern, indem wir über Performance-Belange hinausgehen – auch wenn das die Beschwerden sind, deretwegen die Klienten sich anfangs bei uns melden, – und uns stattdessen auf die innere und zwischenmenschliche Erfahrung der Klienten konzentrieren (Kleinplatz 2012b). Eine mögliche Vorgehensweise dazu wäre, die Klienten aufzufordern, ihre Fantasien zu untersuchen. Diese können nämlich das Problem und gleichzeitig einen Hinweis auf eine Lösung beinhalten (Morin 1995). Aber so lange Klienten und Therapeuten sich einig sind, dass die Therapie ein Procedere ist, das einen Mangel beheben soll, erzeugen sie ein gemeinsames Problem, nämlich die Fokussierung darauf, was fehlt. Und zwar bei einem Partner, dem »Problemträger«, der mit seinen Defiziten (keine Lust, keine Erektion, kein Orgasmus o. Ä.) für das Leiden des anderen Partners sorgt. So wird die Chance verpasst, ein Problem im ganzen Beziehungskontext zu sehen, was zu zähen und mühsamen Therapieprozessen führt (Clement 2004).

Die systemische Sexualtherapie verzichtet deshalb auf diesen Blick auf das Defizit, weil er zu sehr einengt. Eine auf Entwicklung angelegte Therapie füllt nicht eine Lücke, sondern bringt etwas hervor. Die Therapie bringt mit anderen Worten nichts Neues in die Menschen hinein, sondern holt etwas aus den Menschen heraus (Clement 2004), das als Samen bereits in ihnen angelegt ist. Und gerade bei sexuellen Herausforderungen ist es wichtig, dass Menschen über sich selbst sprechen können, also »Ich-Botschaften« senden. Es ist besser, persönlich Stellung zu beziehen, als eine Frage ohne Selbstaussage zu äußern. Wie zum Beispiel »Ich bin in Stimmung. Machst du mit?« statt »Hast du Lust?«. Es ist notwendig, dass jede Person über sich selbst spricht, weil die systemische Sexualtherapie unter anderem darauf abzielt, die Differenzierung zwischen den Partnern zu verfeinern (Vansteenwegen 2003). Es geht nicht darum, die Paarsexualität auf etwas Gemeinsames zu reduzieren, sondern – im Gegensatz zu andere Paartherapien – zwischen individueller und partnerschaftlicher Sexualität zu unterscheiden und die Konflikte zu thematisieren, die aus der Differenz des Begehrens entstehen (Clement 2001).

In der systemischen Sexualtherapie werden die sexuelle Identität von Menschen und die erotische Dimension ins Zentrum gestellt und Funktion und Technik erst an zweiter Stelle behandelt. Die klassische Sexualtherapie misst der Erotik und dem sexuellen Begehren einen weitaus geringeren Stellenwert bei. Beide, sexuelle Identität und Erotik, sind flüchtiger und weniger normativ fassbar als die sexuelle Funktion. Aber wenn man Sexualtherapie als Therapie des Begehrens konzipiert, tritt die Orientierung auf Entspannung als Hauptpromoter sexuellen Wohlbefindens zurück und es werden Fantasien und die Ausgestaltung sexueller Inszenierungen auf die Bühne geholt, die nicht unbedingt als entspannend erlebt werden (Clement 2001). Im Gegenteil, wie u. a. Perel (2007) schildert: im Begehren steckt auch eine kleine Portion Angst.

Also bewegt sich das therapeutische Ziel in der systemischen Sexualtherapie vom gemeinsamen »Können« weg zur Differenz im »Wollen« und untersucht gleichzeitig die Bereitschaft beim Klienten, neue Wege zu beschreiten, die nicht unbedingt risikofrei sind. Dieses Risiko ist nicht unwesentlich, denn Ehrlichkeit bewirkt möglicherweise, dass man seinen Partner verletzt oder gar verliert. Dieser Gedanke kann sehr beängstigend sein. Aber wenn die Bereitschaft vorhanden ist, sich in die Grauzone des Nichtwissens oder Noch-nicht-Wissens zu begeben, kann dies geradezu beflügelnd sein und es entsteht Bewegung dort, wo vorher Stillstand herrschte.

Krankheiten sollen zwar nicht bagatellisiert werden, aber die Mängel-Sichtweise ist eine Wirklichkeitskonstruktion, und eben nur *eine*. Ob ein sexuelles Verhalten wie beispielsweise eine Erektionsstörung als Defekt zu bewerten ist, ist theorie-, konzept- und normabhängig und wird auch von den einbezogenen Partnern ganz unterschiedlich bewertet. Solange der Fokus auch des Therapeuten darauf liegt, den Mangel zu definieren, kann er die Situation nicht aus einer neutralen Position heraus betrachten (Clement 2004). Das gilt selbst für Klienten, die krankheitsbedingt beeinträchtigt sind. Es bringt nichts, außer vielleicht eine Problemtrance, wenn man als Therapeut bei der Beeinträchtigung stehen bleibt. Es bringt erst etwas für den Therapieverlauf, wenn man sowohl dieser objektiven Beeinträchtigung als auch und vor allem den verbleibenden und entwicklungsfähigen Möglichkeiten nachgeht (Clement 2004). Das Problem muss sich nicht wie ein Schachmatt anfühlen. Bewegung entsteht, wie bereits gesagt, indem man sich von der Erzählung des »Nichtkönnens« löst und sich der Frage des Wollens zuwendet. Eine Beschränkung wird nicht kleingeredet oder ignoriert, sie wird mit einbezogen, indem man erforscht, welche Möglichkeiten es zusätzlich noch geben könnte.

Wenn man als Einstieg die Eindimensionalität des sexuellen Funktionierens verlässt und dessen Bedeutungen und die davon berührten Lebensthemen nutzt, ergeben sich andere Therapieziele. Es kann im erweiterten Sinne z. B. um eine umfassende Entwicklung eines Menschen gehen oder, wenn es mehr spezifisch um Sex geht, dann um einen Sex, der es wert ist, gewollt zu werden. Da geht es um mehr als eine Aufforderung, sich etwas Schönes zu wünschen, sondern dies lenkt den Blick auf eine selbstbestimmte Sexualität (Clement 2016a).

Die systemische Sexualtherapie betrachtet also Symptome in ihrem Bedeutungskontext und begibt sich in den Bereich der Erotik. Viele Menschen, die wegen verminderter Lust Hilfe suchen, erleben eine Sexualität, die zu begehren sich, genauer betrachtet, kaum lohnt. Manche sind von der Arbeit zu erschöpft und wollen eigentlich nur schlafen, andere stecken in einer zu vorhersagbaren sexuellen Routine und langweilen sich beim Sex. Wieder andere tun sich mit ihrem Körper schwer und können sich nur begrenzt auf eine sexuelle Situation einlassen. Oder es herrscht schlicht schlechte Stimmung, wie dies auch in den besten Beziehungen passiert. Vielleicht finden manche, dass es zu lange her sei mit dem Sex, und es entsteht ein Gefühl von »jetzt müssen wir aber mal wieder«. Soll eine sexuelle Aktivität begehrenswert sein, muss möglichst auch die Bereitschaft da sein, die alltäglichen Hemmblöcke beiseitezuräumen (Bischof 2016). Ein kritischer Blick auf den eigenen Kontext und welche Bedingungen man bräuchte, um sich überzeugend auf eine sexuelle Begegnung einlassen zu können, kann Wunder bewirken. Aber sexuelle Entwicklungen – und damit auch Therapien – hören häufig an dem Punkt auf, an dem jemand nicht mehr »dysfunktional« ist. So bleibt man jedoch nur einen Schritt von den Problemen mit Erregung und Orgasmus entfernt stehen (Schnarch 1997).

2.3 Interventionen

Systemische Fragetechniken können leicht in der Sexualtherapie eingesetzt werden. Verschlimmerungs-, Verflüssigungs- oder zirkuläre Fragen sind alle auf das Sexuelle übertragbar. Die Fragen zielen vor allem auf die Erweiterung und Erprobung von Wirklichkeiten, die *auch* sein könnten. Bei solch einem Perspektivenwechsel sind Nachdruck und Nachhaltigkeit wichtig, weil man gerade bei sexuellen Themen sonst leicht an der Oberfläche bleibt (Clement 2004).

Freundliche, Angst reduzierende und politisch korrekte Antworten auf Fragen bringen nicht so viel. Darum braucht es eine Bereitschaft vonseiten des Therapeuten, sich mit allen Schattierungen von Sexualität zu beschäftigen und den Mut zu haben, Themen anzusprechen, die Klienten sonst nicht von sich aus zur Sprache bringen.

Weil Sex nicht unbedingt politisch korrekt ist, das sexuelle Begehren selten monogam, Wünsche und Fantasien nicht auf eine Person begrenzt sein müssen und umgekehrt das sexuelle Begehren nicht auf eine sexuelle Interaktion eingeschränkt ist. Bei der Analyse der sexuellen Probleme ist es darum wichtig zu unterscheiden, ob ein Klient kein Interesse an Sex hat oder ob er kein Interesse am Sex *mit seinem Partner* hat. Oft genug wird das Letztere nämlich unter dem Deckmantel des Ersten versteckt (Clement 2004).

Außerdem ist es wichtig zu untersuchen, was ein Symptom wie sexuelle Lustlosigkeit für eine Person oder ein Paar bedeutet. Wie auch der genannte Perspektivenwechsel kann die Frage, was denn *gut* sei an dem Problem, zu neuen Einsichten führen. Hier kann man als Therapeut z. B. eine positive Konnotation der Nichtveränderung einbringen, wodurch ein Klient gestärkt wird, besser zu sich selbst zu stehen. Viele »lustlose« Klienten perpetuieren oft ihre negativen Selbsterzählungen, gerade in einer Gesellschaft, in der ein gut funktionierendes Sexleben, sei es mit einem Partner oder sich selbst, gleichgesetzt wird mit Gesundheit. Aber jeder Mensch hat das gute Recht, auf Sex zu verzichten.

Manche Klienten denken, dass ihre sexuelle Herausforderung ein Abbild ihrer eigenen Identität oder ein Abbild der Identität ihrer Beziehung sei, was das Problem noch einmal verstärken kann. So fangen sie auch an zu glauben, dass ihr

Problem in ihnen selbst liege. Sie internalisieren es in der Vorstellung, dass sie selber tatsächlich das Problem sind. Die *Externalisierungstechnik* kann dafür ein Gegenmittel sein.

Bei dieser Intervention wird ein Problem als ein äußeres Objekt oder eine selbstständige Person gesehen. Man betrachtet es von einer Außenperspektive, unterstellt ihm Autonomie und Kommunikationsbereitschaft, und so wird es zum Verhandlungspartner (Clement 2019b). Beispiele der Anwendung bei sexueller Lustlosigkeit wären Fragen wie: Seit wann sind Sie der Lust nicht mehr begegnet? Haben Sie sie weggeschickt? Ist sie selber weggegangen? – Man kann auch einen leeren Stuhl verwenden und fragen: Wenn die Lust da sitzen würde, was würde sie zu dem bisherigen Gespräch sagen?

Diese Vorgehensweise ermöglicht die Erfahrung einer vom Problem getrennten Identität: Das Problem wird zum Problem, nicht die Person. So hört das Problem auf, die »Wahrheit« über die Identität eines Menschen darzustellen, und Optionen für eine erfolgreiche Problemlösung werden sichtbar und zugänglich (White 2007).

Beispiel

Ein Mann kommt in Therapie wegen sexueller Lustlosigkeit nach einem Burn-out. Nach einigen aufklärenden Fragen wird die Externalisierung introduziert und gefragt, wo die Lust hingegangen sei. Der Klient zuckt nur die Schultern. Beim Weiterfragen, ob er sie weggeschickt habe oder ob sie von alleine gegangen sei, wird er nachdenklich und sagt dann, dass er sie weggeschickt habe. Er beschreibt, wie Sex gar keinen Platz mehr in seiner Beziehung gehabt habe, während er krankgeschrieben war; er habe sie dann weggeschickt. Jetzt aber vermisse er sie. Es wäre, als ob die Lust mit ihm Verstecken spiele; sie tauche manchmal plötzlich auf, verstecke sich dann aber wieder wie spielerisch. Bei weiteren externalisierenden Fragen kommt heraus, dass er sich in einen Kollegen auf der Arbeit verliebt habe und schon länger keine Lust mehr auf Sex mit seinem Mann hatte.

In einer Therapie kann der Blick auf die Lustlosigkeit als Ressourcenorientierung so geschärft werden, dass der Klient lernt, sich selber ernst zu nehmen (Eck 2016a). Es bedeutet, das Problem, hier die Lustlosigkeit, nicht als Defizit zu sehen, sondern als Kompetenz, und zwar als eine, aufmerksam zu sein, welcher Sex als authentisch und persönlich stimmig erlebt wird (Clement 2016b). Natürlich nur, wenn man an Sex interessiert ist.

2.4 Sex als Ressource

Das Ziel der systemischen Sexualtherapie ist nicht, größere oder bessere Orgasmen zu erreichen. Das würde sich nur auf das Körperliche beziehen und könnte außerdem zu neuen Normen beitragen. Aber viele Partner in langfristigen Beziehungen haben den Kontakt zu ihrem intimen erotischen Sex verloren und sogar die Hoffnung aufgegeben, dass er zwischen ihnen noch stattfinden kann (Schnarch 1997). Es geht also nicht um neue Maßstäbe, an denen man sich messen und sich wieder unzulänglich fühlen soll. Der Punkt ist: Je mehr unentwickelte Aspekte des Sexuallebens und der Intimität man identifizieren kann, desto mehr Optionen hat man (Schnarch 1997). Der ressourcenorientierte Ansatz kann einen Ausweg aus der engen Symptomfixierung und der damit erlebten Problemtrance bieten. Das bedeutet, dass Fragen nach sexuellen Ressourcen genauso bedeutsam sind wie Fragen nach dem sexuellen Problem: Was ist noch lustvoll und befriedigend an der (gemeinsamen) Sexualität (von Sydow u. Seiferth 2015)?

Anstatt eine fehlende sexuelle Lust zu behandeln, indem wir Klienten ermutigen, ihre Standards zu senken und sich mit dem kleinsten gemeinsamen Nenner zufriedenzugeben, müssen wir erkennen, dass ein geringes Verlangen ein Beweis für ein gutes Urteilsvermögen sein kann (Kleinplatz 2012b). Und die von den Partnern als problematisch erlebten Unterschiede im Wollen, also gerade das, was man nicht gemeinsam hat und deswegen verdrängt, können den Ausgangspunkt für die Entwicklung des erotischen Potenzials bilden: des Potenzials, derjenige zu sein, der man sein könnte, wenn die eigene Entwicklung nicht behindert würde und man sich so zeigte und fühlte, dass man nach den eigenen Maßstäben authentisch wäre. Es geht also weniger darum, was man sexuell tut, sondern mehr darum, wer man sexuell ist (Clement 2004). Wenn Klienten wirklich Sex erleben wollen, der es wert ist, gewollt zu werden, müssen Therapeuten viel mehr anstreben, als nur ihre Klienten zu einer angemessenen physiologischen Funktion zurückzubringen (Kleinplatz 2012b).

Der Unterschied im Begehren, also die sexuelle Differenz der beiden Partner, und die Dynamik, die sich hieraus ergibt, machen den Hauptfokus der systemischen Sexualtherapie aus. Wichtige Bezugspunkte, die durch diesen Fokus hervortreten können, sind selbstvalidierte Intimität, eine sexuelle Biografie und Entwicklung, der Umgang mit Ambivalenzen des sexuellen Wollens sowie der Zusammenhang zwischen einem sexuellen Symptom und der ihm zugeschriebenen subjektiven Bedeutung (Clement u. Eck 2013).

In der konventionellen Sexualtherapie können Konflikte oft im Weg stehen bei der Durchführung von Sensate-Focus-Übungen und sie erhöhen in der Regel die Wahrscheinlichkeit des Scheiterns der Behandlung, weil Klienten Widerstand verspüren, diese durchzuführen (Schnarch 2010). Widerstand kann aber ein therapeuteninduziertes Phänomen sein, das entsteht, wenn Therapeuten keine Veränderungsneutralität zeigen und sich mit Zielen identifizieren, die sie selber für sexfreundlich halten (Clement 2001). Kaum ein Therapeut kann neutral bleiben gegenüber der Plausibilität der eigenen Hypothesen, aber genau hier besteht die Gefahr, Widerstand zu erzeugen. Das gilt für Interventionen im Allgemeinen und für die Sensate-Focus-Übungen im Besonderen. Wie alle therapeutischen Interventionen werden auch die Sensate-Focus-Übungen jeweils mit einer Bedeutung versehen, weil der Therapeut eine Hypothese hat. Und Hypothesen sind der Stoff, aus dem Widerstand erzeugt wird (Clement 2004).

Das bedeutet nicht, dass manche Klienten mit Sensate-Focus-Übungen nicht viel bewegen können und dass Viagra und vaginale Dilatoren nicht sehr gut bei bestimmten Problemen funktionieren. Diese Behandlungen haben sich als sehr effektiv erwiesen, zumindest kurzfristig, um die Symptome der erektilen Dysfunktion bzw. des Vaginismus zu reduzieren oder zu beseitigen. Und eine nützliche Intervention ist genau das: ein gutes Werkzeug in unserer Therapeutenkiste. Ob und wann diese Werkzeuge verwendet werden, ist eine Entscheidung, die vom Kliniker zu treffen ist. Eine kognitive Verhaltenstherapie oder medikamentöse Intervention kann durchaus infrage kommen. Wenn wir unseren Klienten jedoch nur diese Optionen anbieten, können wir diejenigen übersehen, die ganz andere Arten von Lösungen für ihre Probleme suchen. Vielleicht möchten sie auf den Geschlechtsverkehr oder auf Sex mit ihrem aktuellen Partner verzichten, vielleicht bevorzugen sie gleichgeschlechtliche Partner oder eine Zeit des Zölibats, vielleicht wünschen sie sich, durchsetzungsstark zu sein, um Sex offen und direkt abzulehnen, anstatt sich hinter ihrem scheinbar unkooperativen Körper zu verstecken (Kleinplatz 2012b). Für diese Klienten sollten auch andere Möglichkeiten angeboten werden.

Unterschiede zwischen den traditionelleren Sexualtherapiemethoden und der Sexualtherapie aus einer systemischen Perspektive beinhalten auch, dass (nach Sanders 2003)

- man ein kybernetisches oder zirkuläres Verständnis von sexuellen Problemen verwendet;

- systemische Therapie in ihrer Intention nicht zielgerichtet ist, während traditionelle Sexualtherapien stärker richtungsorientiert sind;
- der Therapeut nicht davon ausgeht, mehr über die sehr persönlichen und einzigartigen Probleme der Klienten zu wissen als diese;
- die Zuordnung von Veränderung anders ist: Der Therapeut ist für seine eigenen Aussagen, Handlungen und die möglichen Auswirkungen dieser Handlungen auf den Klienten verantwortlich, nicht aber für die Handlungen des Klienten selbst.

Die systemische Sexualtherapie nach Clement (2004) stellt dar, dass das sexuelle Begehren sich aus der Differenz zwischen zwei Menschen entwickeln kann. Weil diese Differenz für viele schwer zu ertragen ist, beschränken Paare sich oft auf den kleinsten gemeinsamen Nenner. Alternativ streiten Paare sich darum, den jeweils anderen in die gewünschte Gemeinsamkeit zu drängen. Wenn wir aufhören, unser Gegenüber im Innern zu erforschen, dazu auf Leidenschaft verzichten und uns stattdessen auf den Orgasmus konzentrieren, beginnen früher oder später sexuelle Probleme. Paradoxerweise werden wir durch den Akt der ständigen Wiederholung der Erfolge der Vergangenheit letztlich zu untauglichen Liebhabern (Kleinplatz 2012b). Das systemische Konzept von Clement setzt also nicht bei der Gemeinsamkeit, sondern bei der Unterschiedlichkeit des Begehrens an, und das Herzstück in der Therapie ist die Entwicklung unterschiedlicher sexueller Profile der beiden Partner und der sich daraus ergebenden Paardynamik. Nach Clement (2004) geht es bei der systemischen Sexualtherapie also um eine Therapie des Begehrens, in der die Funktion nicht im Mittelpunkt steht und inwiefern es »klappt«, sondern ob der beteiligte Akteur Sexualität erleben möchte.

Wenn z. B. ein Mann sich als impotent bezeichnet, weil er an einer Erektionsstörung leidet, und sich sexuell zurückzieht, schiebt er gleichzeitig alle anderen sexuellen Handlungs- und Erlebnisoptionen zur Seite. Hier kann der ressourcenorientierte Ansatz ins Spiel kommen. Man geht als systemischer Therapeut davon aus, dass jedes Symptom eine stabilisierende Funktion hat, und dessen Anerkennung kann bereits ein Schritt Richtung Veränderung sein (Clement 2019b). Zum Beispiel kann man mit einer positiven Konnotation zu einer alternativen Bewertung der Erektionsstörung kommen, wie auch anderer Verhaltensweisen, die als problematisch oder als Dysfunktion betrachtet werden. Ein guter Liebhaber braucht nicht phalluszentriert zu sein, sondern kann einen breiteren Fokus einschließen, in dem der ganze Körper mit einbezogen wird. Ein guter Liebhaber ist nicht einmal auf einen Penis angewiesen. Das Nichtwollen auf der anderen Seite kann einen unbewussten, uneingestandenen und nicht offen kommunizierten Teil einer Person darstellen, der sich im Gewand des Nichtkönnens zeigt (Clement 2004). Das Sexualverhalten der Klienten wird als zweckmäßig und bedeutungsreich verstanden – egal wie schmerzhaft diese Bedeutungen auch sein mögen (Schnarch 1997).

Die systemische Sexualtherapie zielt als solche nicht primär auf die Behebung oder Abmilderung eines Symptoms. Das Verstehen eines sexuellen Symptoms lässt es meistens nicht verschwinden. So bringt die Einsicht in einen Mangel an Begehren das Begehren nicht automatisch zurück. Die systemische Sexualtherapie stellt daher das erotische Potenzial ins Zentrum. So könnte man dem Mangel an Begehren auch eine positive Konnotation verleihen, indem man als Therapeut darauf hinweist, dass dieses Gefühl des Mangels zwar unangenehm sei, gleichzeitig könnte der Klient es jedoch dazu nutzen, ein Gespür dafür zu bekommen, was genau sexuell nicht zu ihm passe – oder wie er es anders haben möchte. Wird die Bewertung einer Verhaltensweise verändert, wird auch anders auf sie reagiert.

Was man mit systemischen Interventionen wie der positiven Konnotation auch erreichen kann, ist, eventuellen Widerstand aufzulösen und den Therapieprozess mit einem eifrigen Klienten neu auszurichten (Hall 2010).

3 Die erotische Kompetenz

3.1 Die evolutionäre Perspektive: der Trieb

Viele Menschen schauen immer noch auf Sexualität aus einer evolutionären Perspektive, die einen allgemeinen Konsens beinhaltet, dass der Mensch aus Reproduktionszwecken einen sexuellen Trieb besitzt. Die Annahme ist, dass der Sextrieb eine überwältigende, natürliche Kraft ist, fast stärker als alle Vernunft (wenigstens, wenn man einen Mann ist). Einiges hat sich in den letzten Generationen verändert, es gibt mehr und mehr Toleranz für Unterschiede und Diversität. Aber traditionelle Sichtweisen bleiben tief verankert in unserer Kultur, sind wie ein Teil geworden von der Luft, die wir einatmen (Weeks 2017). Denn wenn Sex nicht »normal« wäre, würde unsere Art dann nicht aussterben? Obwohl der Aussage ein Wahrheitsgehalt nicht abzusprechen ist, begrenzt diese Theorie unsere Perspektive auf die menschliche Sexualität (Schnarch 1997).

Auch in der Geschichte der Sexualwissenschaften waren die meisten Autoren sich einig, dass Sexualität eine unwiderstehliche natürliche Kraft ist, die nur knapp im Zaum gehalten wird durch eine dünne Kruste der Zivilisation. Aber obwohl die biologischen Funktionen eine wesentliche Rolle spielen und die Ausübung von Sexualität erst ermöglichen, wird die menschliche Sexualität wesentlich durch gesellschaftliche Kräfte geformt (Weeks 2017).

Die Annahme, dass es den Sextrieb ausschließlich zum Zwecke der Fortpflanzung gebe, geht häufig einher mit der Folgerung, Sex sei etwas Natürliches und brauche daher keinerlei Anstrengung. Wenn Sex zudem nur zu Fortpflanzungszwecken als natürlich angesehen wird, nähert man sich gefährlich der Annahme, dass Homosexualität unnatürlich sei. Heutzutage werden Homo- und Bisexualität auch in »der Natur« – z. B. im Tierreich – als eine weitverbreitete Variation beobachtet (Hill 2013). Und solange man Heterosexualität als dasjenige anschaut, was »normal« definiert, marginalisiert und invalidiert man alle anderen Formen der Sexualität. Sexuelle Minderheiten, die um Anerkennung kämpfen mussten, haben gezeigt, dass es viele Arten gibt, Sexualität zu leben. Vielfalt – und eben nicht Einheitlichkeit – ist die Regel, nicht die Ausnahme (Weeks 2017).

Außerdem übersieht man beim »Sex-als-Trieb«-Modell komplett den Teil der Bevölkerung, der sich als asexuell betrachtet. Sexuelles Verlangen als natürlichen »Hunger« zu betrachten, verdeckt seine Komplexität und führt dazu, dass Menschen sich selbst als defekt ansehen, wenn »es« nicht klappt (Schnarch 1997). Zwar haben soziale Werte diktiert, wo und wann der sexuelle Trieb ausgedrückt werden darf, aber es wurde immer a priori angenommen, es gebe ihn (Hall 2004). Auch heute hat dieses Triebmodell nach wie vor noch unzählige Anhänger. Die meisten Menschen glauben weiterhin, dass Sexualität so etwas wie ein Dampfkessel sei, der ab und zu Entladung brauche, sonst entstehe Druck und allerlei Probleme würden auftauchen (van Lunsen e. Laan 2017).

Während Testosteron in der Fach- und Publikumspresse als das für die Libido verantwortliche Hormon allgemein anerkannt ist, weisen viele Sexualwissenschaftler heutzutage darauf hin, dass relationale, kognitive und motivationale Faktoren eine wichtigere Rolle spielen (Leiblum 2010). Wir engagieren uns nicht nur sexuell wegen eines biologischen Triebes, sondern weil wir nach Erfahrungen suchen, von denen wir gelernt haben, dass sie lohnenswert sind. Lust auf Sex bekommt man, wenn es genügend sexuelle Reize gibt und man gleichzeitig erwartet, dass man mit angenehmen

Gefühlen belohnt wird, wenn man etwas Sexuelles tut. Wenn der Sex dieser Erwartung nicht gerecht wird, verschwindet die Lust auf Dauer (van Lunsen e. Laan 2017). Anders formuliert: die Lust auf Sex wird durch die Lust am Sex determiniert (Bischof 2016).

Lust auf Sex ist darum nicht mit lebenswichtigen Trieben wie Hunger oder Durst vergleichbar. Bisher ist noch keiner an einem Mangel an Sex gestorben, und ist es ein zu vereinfachtes Modell, die Sexualität auf einen Trieb zu reduzieren. Stattdessen könnte man das menschliche Begehren als eine Fähigkeit verstehen, die entwickelt werden kann. Der Gedanke, dass ein primitiver Trieb der einzige Grund ist, warum ein Partner mit jemandem sexuell zusammen sein will, tötet mit der Zeit die Lust. Wir sind uns nicht im Klaren darüber, dass die »Sex-als-Trieb«-Vorherrschaft uns dazu bringt, uns auf die Linderung sexueller Spannungen zu konzentrieren, anstatt unseren Partner wirklich zu *wollen* (Schnarch 1997). Sexuelle Lustprobleme sind außerdem schwer zu beheben, wenn die Behandlung nichts mit der Erotik, Intimität und Leidenschaft eines Individuums zu tun hat. Gleichzeitig ist die Erotik jeder Person so einzigartig, dass die sexuelle Lust immer wieder verschieden ist. Und jeder Mensch hat das Recht auf seine eigenen Besonderheiten.

3.2 Das richtige Maß an sexuellem Verlangen

In unserer Gesellschaft wird man regelmäßig daran erinnert, dass Sex Teil des Lebens sein kann und sollte. Die sexuell uninteressierte Person wird so dazu gebracht, sich unzulänglich und unzufrieden zu fühlen (Leiblum 2010). Obwohl die breite Öffentlichkeit glaubt, dass es einen Konsens gebe, was unter zu hohem bzw. zu niedrigem sexuellen Verlangen zu verstehen sei, stellt dies eine erhebliche Diskrepanz zu den klinischen Vorstellungen dar (Kleinplatz 2012a). Es gibt keine offizielle »genau richtige« Menge an Lust, keine empirischen

Ergebnisse aus der Forschung, die uns erzählen können, was das wäre. Es gibt keine Frequenz, wie oft es »gut« ist, Geschlechtsverkehr zu haben – nur das, was sich richtig für den einzelnen Menschen anfühlt. Es gibt also keine Frequenz von sexuellen Begegnungen, die Normalität definieren kann – und deswegen auch keine Unnormalität. Die durchschnittliche Frequenz des Geschlechtsverkehrs variiert außerdem signifikant zwischen den verschiedenen Weltregionen und über alle Altersgruppen hinweg (Leiblum 2010).

Wozu man aber eine generelle Aussage machen kann, ist, dass es bei Paaren immer wieder zu Unterschieden in der Ausprägung der Lust und des Begehrens kommt. Und oft gibt es eine unausgesprochene Erwartung bei dem Partner, der weniger Lust spürt, dass der Therapeut denke, der Klient solle sich mehr anstrengen, denn Sex sei doch toll und gesund. So empfängt der Therapeut einen Klienten, der schon unter Druck ist, mehr Lust zu produzieren, bevor die Sitzung überhaupt angefangen hat. Als Therapeut muss man sich gut überlegen, ob man bei dem einen oder dem anderen Partner etwas ändern möchte. Dann wird es heikel, weil man nicht mehr neutral ist. Es ist wichtig, dass wir den allgegenwärtigen sexuellen Druck auf Menschen nicht durch ein therapeutisches Mandat des sexuellen Verlangens erhöhen (Meana 2010). Wo ein »Muss« herrscht, hat die Lust es schwer, sich zu entfalten.

3.3 Sexuelle Lustlosigkeit

Perel (2010) argumentiert, dass, wenn ein Paar sich zu vertraut wird, die Beziehung desexualisiert, u. a. wegen des weltweiten Inzesttabus. Sie stellt klar, dass es bei sexueller Lustlosigkeit oft nicht um den anderen Partner gehe und inwiefern er noch begehrenswert sei, sondern dass diese vielmehr eine Gehorsamsverweigerung darstelle, eine Rebellion gegen die Grenzen der Ehe und – bei Heterosexuellen – die traditionelle Rolle der Frau bei der Erfüllung sexueller Pflichten.

Zusätzlich entsteht eine Vertrautheit zwischen Menschen in langjährigen Beziehungen, die nicht unbedingt Verachtung hervorruft, aber leicht Bequemlichkeit erzeugt. So schön und gemütlich es sein kann, ist dies selten antörnend. Manche Paare werden dann frustriert, wenn es sexuell nicht mehr klappt, und greifen hartnäckig auf das zurück, was anfangs noch funktioniert hat (Hall 2004). Der wichtige Punkt ist, dass wir gerade nicht immer wieder auf den gleichen Trigger zurückgreifen sollten, um Lust zu erzeugen, weil diese dann geradezu vorhersagbar wird. Vorhersagbarkeit ist gut für Vertrauen und Bindung, aber schlecht für Sexualität. Wenn Sachen immer wieder gleich ablaufen, erzeugt man Langeweile.

Meana (2010) sieht drei sich wiederholende Gründe für sexuelle Lustlosigkeit in Langzeitbeziehungen: erstens die Institutionalisierung der Beziehung durch Heirat und Zusammenleben, zweitens Übervertrautheit und drittens entsexualisierte Rollen. Zwar untersuchte sie Frauen, aber die Ergebnisse können für alle Menschen gelten. Der Partner mit niedrigerer sexueller Lust und der Partner mit höherer sexueller Lust sind Positionen in einem Beziehungssystem und meistens nicht auf geschlechtliche Merkmale reduzierbar. Männer sind ebenso wahrscheinlich der Partner mit den geringsten Bedürfnissen wie Frauen (Schnarch 2010), und selbstverständlich sieht man diese Positionen auch in gleichgeschlechtlichen Beziehungen. Die Übervertrautheit, die auch als Sättigungseffekt erklärt werden kann, ist besonders schnell erreicht, wenn das Repertoire der sexuellen Aktivitäten und Kontexte nur eine geringe Vielfalt aufweist (von Sydow u. Seiferth 2015).

Aber besseren Sex zu haben – besonders nach Jahren ohne oder mit schlechtem Sex –, ist nicht einfach oder leicht. Die Aufgabe der sexuellen Lustlosigkeit hängt von der Bereitschaft ab, Wachstumsschmerzen zu tolerieren.

Niemand möchte von einem geschätzten und geliebten Partner abgelehnt werden. Aber die zunehmende Bedeutung des Partners im Laufe der Zeit erhöht die Verletzlichkeit. Typischerweise offenbart man die eigene Erotik nur auf eine Weise, die auf Akzeptanz stößt, weil der Partner mit den Jahren zu wichtig wird für sexuelle Experimente. Was wiederum die sexuelle Langeweile und geringes Verlangen fördert. Aus Angst vor Ablehnung schafft man so kein sexuelles Neuland und erweitert das Repertoire nicht. Die daraus resultierende Langeweile trägt zu einem geringeren Begehren bei. Zwar dürften Vorhersagbarkeit und etwas sexuelle Langeweile in langfristigen Beziehungen unvermeidlich sein, langfristige sexuelle Langeweile ist jedoch vermeidbar (Schnarch 1997).

Wenn es um eine vom Klienten als Problem konnotierte sexuelle Lustlosigkeit geht, entsteht schnell die Gefahr, dass eine paradoxe Ausgangslage für die Therapie erzeugt wird, indem der Klient erläutert: »Ich will nicht, aber ich will wollen (bzw. ich sollte wollen).« Hier kann man schnell in eine Sackgasse geraten, wenn man sich als Therapeut anstrengt, den Leidensdruck zu vermindern, aber eigentlich nicht weiß, wie es weitergehen soll. Produktiver ist es, die Lage des Klienten als Ambivalenzkonflikt zu begreifen und Veränderungsneutralität zu signalisieren (Eck 2016b). Ein guter Anhaltspunkt ist, die fehlende Lust oder das geringe sexuelle Interesse nicht unbedingt als Mangel zu sehen. Es könnte auch ein Hinweis auf einen konflikthaften Zugang zum eigenen Begehren sein (Eck 2016a). Sexuelle Hemmung kann durchaus adaptiv sein, z. B. als Reaktion auf ein negatives Verhalten des Partners. In solch einem Fall wäre die Hemmung logisch und sollte nicht als Problem oder gar Störung bezeichnet werden. Manchmal ist es besser, sich der Hemmung als Ressource anzunähern und in ihr Potenzial für eine Lösung zu erkennen. Die Aktivierung einer sexuellen Hemmung kann nämlich genauso kontextintelligent sein wie die einer sexuellen Erregung (Clement 2004).

Wenn man die Lustlosigkeit in einer Sitzung als Kompetenz befragt, könnte man versuchen, z. B. Situationen zu finden, in denen der Klient es als stimmig erlebt hat, sexuell lustlos zu sein. Manchmal sind Klienten verwirrt über solche Fragen, da der Sinn zunächst nicht einleuchtet. Es ist dann die Aufgabe des Therapeuten, diese plausibel zu machen und zu erklären, dass die Unlust eine Fähigkeit ausdrücken kann, die vielleicht auf den ersten Blick nur schwer zu sehen oder zu verbalisieren ist (Clement 2016b). Wenn man bewusst mit der Gefühlswelt des Klienten in Resonanz gehen kann und auch versucht, den Kontext im Gespräch miteinzubeziehen, lassen sich leichter ressourcenorientierte Perspektiven finden.

Aber trotzdem gibt es weiterhin sehr viele Menschen, die dezidiert unter einem geringen sexuellen Verlangen leiden und dafür erst Anerkennung brauchen. Die Diagnose HSDD (engl. *hypoactive sexual desire disorder*) für sexuelle Unlust bei Frauen ist einer der am häufigsten gestellten Befunde bei sexuellen Störungen von Frauen, während die sexuelle Lustlosigkeit bei Männern immer noch ein tabuisiertes Störungsbild ist und vielfach unterschätzt wird (Höhn u. Berner 2013). Der Klient kann die sexuelle Lustlosigkeit also durchaus als sehr unangenehm empfinden. Viele fühlen sich anormal und unwohl, sodass man als Therapeut als Erstes die Not des Klienten annehmen und anerkennen sollte. Wenn man dann die Lustlosigkeit genauer erforscht, könnte man erfragen, wie der typische Ablauf einer Handlung aussieht, in der der Klient sich sexuell gehemmt fühlt. Diesbezügliche Fragen sind übrigens meist sehr nah am konkreten Erleben der sich als lustlos beschreibenden Person und können als wertschätzendes Interesse erlebt werden, ohne dass ein verdeckter Appell mitverstanden werden muss, doch irgendwie eine lustvolle Seite zu zeigen (Clement 2016b).

Eine andere Aufgabe als Therapeut ist die Psychoedukation. Wir leben in einer Leistungsgesellschaft, die viele Menschen unter Druck setzt, auf eine bestimmte Art aussehen zu müssen und sexuell performen zu können. Dieses vor Augen zu behalten und mit den Klienten zu besprechen, trägt dazu bei, dass sich auch eine »Störung« besser verstehen lässt. Es kann durchaus sein, dass Klienten intuitiv verstehen, dass sie mehr nach Erfüllung statt nach vorhersehbaren und zuverlässigen Genitalreaktionen suchen. Und vielleicht kann vieles von dem, was derzeit als Störung des sexuellen Verlangens diagnostiziert wird, am besten als eine gesunde Reaktion auf traurige und enttäuschende Sexualität verstanden werden (Kleinplatz et al. 2009).

Wichtig für die Therapie ist es, inwiefern der Therapeut auf lange Sicht Klienten als Gestalter oder Opfer der Lustlosigkeit sieht. Und vor allem, in welcher Rolle die Klienten sich selbst sehen. Als Gestalter hat man einen Zugang zu Stop-and-go-Optionen. Als Opfer ist man der Lustlosigkeit gnadenlos ausgesetzt. Für die Therapie könnte man so folgende Sequenz beschreiben (nach Clement 2016b):

- Man erkennt als Therapeut den bisherigen Leidensdruck an. Z. B.:
  - *»Ich verstehe, dass Sie durch Ihre Lustlosigkeit sich nicht als guten Partner sehen. Gerade wenn Sie sich mit Ihrem Partner gestritten haben, möchte er sich Ihnen wieder annähern, indem Sie miteinander schlafen. Sie möchten ihm entgegenkommen, spüren aber keinerlei Lust und möchten in dieser heiklen Situation besser auf ihn zugehen können.«*
- Der Therapeut bietet ein Reframing an, bei dem das Defizit durch eine positive Konnotation als Ressource beschrieben wird. Z. B.:

  - *»Wenn Sie sich gerade mit Ihrem Mann gestritten haben, sagt Ihr Körper vielleicht etwas, wofür Sie bis jetzt selber keine Worte finden konnten, wie etwa: ›Ich mag es nicht, direkt nach einen Streit Sex zu haben. Mein Körper ist mein Alliierter, der mich spüren lässt, dass etwas nicht stimmt.‹ Ist das stimmig für Sie?«*
- Die kompetente Seite der Lustlosigkeit wird angesprochen und auch anerkannt. Und es wird für den Klienten möglich, diese kompetente Seite mit konkreten Inhalten zu füllen. Z. B. kann der Klient jetzt zum Partner, aber – viel wichtiger – zu sich selbst sagen:
  - *»Auch wenn du den Sex als Versöhnung siehst, merke ich, dass ich dabei weit über meine eigenen Grenzen gehe. Ich brauche eine andere Art Versöhnung, bevor ich mich wieder auf Sex mit dir einlassen kann.«*

Hier ist es eine gute Idee, die dominierenden Ideale unserer Zeit zu thematisieren, dass Sex doch angeblich so gesund und wichtig sei, und zu erläutern, dass das nicht für jeden stimmen müsse, im Gegenteil. Von manchen wird es als Lusttyrannei erlebt, und jeder darf für sich entscheiden, was er will oder nicht will.

3.4 Der Selbstbestimmungsdiskurs

Die eigene persönliche Definition dessen, was Sex ist und was man dabei tun oder lassen möchte, hat begonnen, den Diskurs mitzubestimmen. Gesellschaftlich gesehen befinden wir uns in der westlichen Welt in einer Zeit der Selbstbestimmung sexueller Lebensformen, in der die Überzeugung vorherrscht, dass jeder tun und lassen kann, was er will (Clement 2004). Dieser Selbstbestimmungsdiskurs führt zu dem, was Schmidt (2014) als Verhandlungsmoral bezeichnet, bei der nicht die sexuellen Handlungen oder Praktiken als solche bewertet werden, sondern die Art und Weise ihres Zustandekommens, mit anderen Worten: die Interaktion. Beziehungen sind von Funktionen und Geschlechterrollen befreit und werden nicht mehr zwingend institutionalisiert, was eine neue Beziehungsform fördert, die nur besteht, solange alle Partner sich darin wohlfühlen. Die Verbindlichkeit und Verlässlichkeit, füreinander da zu sein, wird nicht mehr als Verpflichtung den Eheleuten vorgegeben, sondern ist freiwillig, optional und jederzeit kündbar (Schmidt 2014).

Ob Sex in diesen adaptiven Beziehungen als Ausdruck von Liebe, als emanzipatorisches Feld der persönlichen Entwicklung, als Spaß oder etwas anderes gesehen wird, hängt alleine von der persönlichen Entscheidung ab. Umso wichtiger wird die Verhandlungsmoral, also die Haltung, dass alles akzeptabel ist, solange die Partner sich einigen. Wir haben uns wegbewegt davon, zu definieren, was moralisch richtige sexuelle Handlungen sind, und bewegen uns stattdessen hin auf eine relationale Perspektive, die Kontext und Bedeutung miteinbezieht (Weeks 2017). Was ein Partner ablehnt, kann nicht in das gemeinsame sexuelle Handeln integriert werden. Daraus ergibt sich eine radikale Selbstverantwortung (Clement 2004). Und der Akt, ganz und wahrhaftig man selbst zu sein, ist für viele ein unverzichtbares Element in einer gelungenen sexuellen Begegnung.

3.5 Die Selbst-Ernennung

Die eigene Wichtigkeit vom Partner bestätigt zu bekommen, ist schön, aber auch wenn dies nicht der Fall ist, ist es wichtig, sich selbst wertschätzen und sich seiner selbst versichern zu können. Eine Methode, wie sich aus einer vom Klienten als problematisch erlebten Bewertung eine Stärke ableiten lässt, ist die Erarbeitung einer positiven Selbstbeschreibung. Hilfreich dafür ist die Intervention »Selbst-Ernennung«. Hier achtet der Therapeut darauf, ob er hinter selbstabwertenden oder depressiven Selbstbeschreibungen einen Wunsch nach

Selbstachtung und Anerkennung identifizieren kann. Wenn der Therapeut das sexuelle Problem als eine mögliche Ressource aufgreift und versucht, diese in einem prägnanten Satz auszuformulieren, kann der Klient prüfen, inwieweit dies sich richtig anfühlt und zu ihm passt. Diese Intervention wirkt auf den ersten Blick simpel, kann aber viel beim Klienten bewegen. Der Therapeut kann z. B. ein kleines »Experiment« vorschlagen, bei dem er einen Satz sagt und der Klient danach prüft, ob er selber den Satz aussprechen kann und wie es ihm dabei geht (Clement 2016a).

Beispiel

Ein Paar kommt in Therapie wegen Kommunikationsproblemen. Nach ein paar Sitzungen stellt sich heraus, dass das Paar zusätzlich sexuelle Probleme hat. Ein Partner möchte gerne, dass sie ab und zu an einem »Dreier« teilnehmen, der andere Partner erlebt sich dabei immer wieder in der Situation, dass es ihm nicht gelingt, eine Erektion zu halten. Er fühlt sich deshalb unzulänglich und es entsteht eine Dynamik in der Sitzung, die darauf hinausläuft, dass er der »identifizierte Patient« ist.

Der Therapeut könnte darauf eingehen, indem er z. B. sagt: »Ich werde gleich einen Satz sagen und möchte Sie bitten zu prüfen, inwiefern er zu Ihnen passt«. Der Satz lautet: »Ich bin ein Mann, der weiß, was sexuell nicht gut zu mir passt.« So kann es einem Klienten besser gelingen, sexuelle Probleme nicht nur als unabweisbaren Selbstanteil zu akzeptieren, sondern sie sinnvoll zu nutzen. Aus einer negativ erlebten Herausforderung entsteht eine neu entwickelte Wahlmöglichkeit, unter bestimmten Bedingungen kompetenter Autor der eigenen Lust zu werden (Clement 2016b).

Sexualität als Trieb zu verstehen, kann nicht das komplexe emotionelle Geschehen von sexuellen Verhältnissen wiedergeben. Wenn jemand aufhört damit, zu erwarten, dass er spontan Lust auf Sex haben sollte, kann er offener sein, um zu untersuchen, was ihn überhaupt erregt. Sexuelle Lust verspüren zu wollen, ist lange nicht das einzige Bedürfnis, das wir mit Sex befriedigen können.

4 Fremdbestimmt, partnerbestimmt, selbstbestimmt

Eine der großen Herausforderungen in modernen Beziehungen ist es, immer wieder eine Balance zwischen emotionaler Verbundenheit und persönlicher Autonomie zu schaffen. Vor allem jetzt, wo Sexualität nicht mehr nur als ein Trieb gesehen wird, der ruhiggestellt werden muss, sondern als eine Ressource, mit der man vielseitig, einfallsreich und kreativ umgehen kann (Schmidt 2014). Was aber geblieben ist, sind unterschiedliche Vorstellungen davon, wie Menschen sich sexuell betätigen. Die Wahlmöglichkeiten steigen, aber interessanterweise steigt auch die Lustlosigkeit gepaart mit Klagen über sexuelle Unzufriedenheit. Mit anderen Worten: neue Normen entstehen. Wo es früher eine mit der Ehe eingegangene Verpflichtung zum Geschlechtsverkehr gab, soll jetzt Lust am liebsten spontan auftauchen. Sex als Pflicht wird nun als kränkend erlebt, alle Partner sollen freiwillig und von sich aus mitmachen wollen.

Damit Lust und Erregung überhaupt entstehen können, müssen jedoch – und das ist wichtig zu betonen – erst eine fördernde Situation und die richtigen Anreize geschaffen werden. Was benötigt wird, ist, dass beide Partner selbstständig genug sind, dafür zu sorgen, dass die eigenen Voraussetzungen für schönen und aufregenden Sex sowie die Bedingungen des Partners gleichermaßen zu ihrem Recht kommen können (van Lunsen e. Laan 2017). Wenn diese nicht angenommen werden und der Körper aus guten Gründen »Nein« sagt, könnte man im systemischen Jargon sagen, dass der Körper kein »Hemmungs-Opfer« ist, sondern ein »Hemmungs-Täter«, wobei die Hemmung als Kompetenz verstanden wird (Clement 2016b). Der Körper sagt etwas, das man selber noch nicht verbalisieren kann oder will.

4.1 Fremdbestimmt

Wir leben in einer Zeit, in der sexueller Genuss als höchstes Gut gilt. Innerhalb von 100 Jahren sind wir von einer Sichtweise, die Sex außerhalb der Fortpflanzung als Sünde betrachtete, zu Sex als Gebot gekommen. Aber wenn Menschen es normal fänden, manchmal keine Lust auf Sex zu haben, würden sie auch keine Pillen dafür kaufen. Also muss die pharmakologische Industrie sicherstellen, dass sie nicht denken, dass es normal ist. Und wenn Genuss Pflicht ist, dann ist es nur noch ein weiterer Schritt, um zu erklären, dass diejenigen, die nicht genießen können, krank sind.

Natürlich ist es sinnvoll, dass Menschen gut unterstützt werden, die es schwer haben. Aber Diagnosen verändern sich, und das gilt auch für die Medikamente. Es geht nicht mehr um einen kleinen Kern von Menschen, die ein echtes Problem haben, sondern zunehmend wird normales Verhalten problematisiert. So wird unser Begriff von Normalität immer stärker eingeschränkt (de Wachter 2012).

Diagnostische Kriterien und Störungskonzepte unterliegen einem Wandel, der die Auffassungen von Sexualität der jeweiligen Zeit widerspiegelt. Insbesondere die Konzeption der sexuellen Lustlosigkeit hat sich über die Zeit sehr verändert und wird immer wieder diskutiert (Eck 2016a). Ein reges Interesse, verminderte Lust als Krankheit zu definieren, hat, wie schon erwähnt, vor allem die Pharmaindustrie gezeigt. Seit der Einführung von Viagra 1998 sind systemische und relationelle Ansätze ersetzt worden durch den Versuch, pharmakologische Lösungen zu finden für wenig oder niedrige Lust. Nach dem großen Erfolg von Viagra hat die Pharmaindustrie versucht, eine ähnliche Lösung für Frauen zu finden, und dafür musste ein Teil der Bevölkerung als Zielpublikum her, spezifisch Frauen, die an einem niedrigen Lustempfinden »leiden« (Charest a. Kleinplatz 2018).

Im DSM wird des Weiteren der Beziehungscharakter von Sexualität geleugnet. Die erst im Beziehungskontext verständlichen sexuellen Schwierigkeiten werden nicht angemessen beschrieben. Störungsdefinitionen, wie sie im ICD oder DSM aufgeführt sind, werden alle vereindeutigt und individualisiert und damit aus dem interaktionellen und kulturellen Kontext gehoben, wo sie überhaupt erst ihre Bedeutung als Symptome erhalten. Eine angemessene Mehrdeutigkeit bestünde darin, die sexuellen Symptome als *ein* Verhaltenselement in der sexuellen Beziehung zu sehen (Clement 2004). Die Lustlosigkeit taucht als Problem meistens im Zusammenhang mit einem diesbezüglichen Paarkonflikt auf, d. h. in einem sozialen System (Eck 2016a).

4.2 Partnerbestimmt

Partnerbestimmt zu sein bedeutet, vom Partner auf alles eine bestätigende Reaktion zu erwarten: durch Akzeptanz, Empathie oder offene Rückmeldung, und führt leicht in die Abhängigkeit. Beiderseitige Offenheit wird zudem oft als Grundvoraussetzung für jede Form der Intimität missverstanden, aber Intimität entwickelt sich nicht nur durch gegenseitiges Vertrauen, sondern auch durch Konflikte, Selbstvalidierung und mutige, einseitige Enthüllungen. Es liegt fast Tyrannei in dem Wunsch, alles über den anderen wissen zu wollen, in dieser Forderung nach totaler Offenheit, die auch für Kontrollbedürfnisse stehen kann. Nicht alles über einander zu wissen und vielleicht sogar ein Geheimnis dem Partner gegenüber zu haben, kann ein Reifungsschritt sein, mit dem man die große Abhängigkeit vom Partner lockert (von Sydow u. Seiferth 2015).

Das Regulationsprinzip der partnervalidierten Intimität ist die negative Rückkopplung: Z. B. wird auf Angst mit beruhigenden Reaktionen geantwortet. Diese haben also eine

Homöostase sichernde Funktion, die zur Stabilisierung der Beziehung beiträgt. So macht der Partner sich von den Empfindlichkeiten des anderen abhängig. Rücksicht erzeugt zudem Stagnation: Alle haben es gut gemeint, aber keiner ist zufrieden (Clement 2004).

Man kann daran Interesse haben, Sex mit jemandem zu haben, weil man selber gerne den Partner befriedigen möchte. Das scheint unmittelbar sehr nah an obligatorischem Sex zu sein, ist es aber nicht. Die Motivation ist entscheidend, solange es nicht darum geht, den Partner zu besänftigen, sondern darum, ihn z. B. anzutörnen oder ihm einfach eine Freude zu machen. Vor diesem Hintergrund ist Sex etwas, das man zusammen macht, und nicht etwas, das man nur dem anderen zu Willen hinter sich bringt. Letzteres kann man ab und zu machen – manche Paartherapeuten nennen dies »Sex als Geschenk«, und es kann dann schön sein. Es ist aber extrem wichtig aufzupassen, nicht ausschließlich solche Sachen zu machen, die nur den Partner zufriedenstellen. Denn wenn sich dies oft wiederholt, wächst aus der Wiederholung die Erwartung, dass man davon für sich selber nicht so viel hat (Hall 2004). So entsteht die Gefahr, dass man sich auf die Dauer von der eigenen Lust wegbewegt und nur noch partnerbestimmte Sexualität lebt. Mit der Zeit kann so das verbale »Ja« in ein subtiles – oder manchmal nicht so subtiles – physisches »Nein« gewandelt werden. Der Schlüssel zur Beurteilung, wie »Sex als Geschenk« verläuft, ist, ob man sich nachher wohlfühlt, sowohl mit sich selbst als auch mit dem Partner (Ellison 2012).

Wenn ein Partner die scheinbar sexfreundliche Ansicht vertritt, dass Sex eine »natürliche Funktion« sei, und Lustlosigkeit den anderen vielleicht unvollständig erscheinen lässt, ist die einzige Möglichkeit, sexuelle Dysfunktion oder Desinteresse zu erklären, die Suche nach pathologischen Hintergründen.

Das Nichtwollen oder das Gefühl, nicht zu können, ist jedoch häufig weniger Ausdruck einer Dysfunktion, sondern Ausdruck unterschiedlicher Bedürfnisse und Sichtweisen: wenn eine Person etwas aufregend findet, das aber keinen Raum in der Partnerschaft einnimmt, weil die Art von Sex, die der Partner sich wünscht, damit nichts gemein hat (Eck 2016b). Es geht in diesem Fall nicht immer darum, zum Kern solch einer verborgenen Erotik zu kommen oder dass sich die Person selbstoffenbart. Es kann auch darum gehen, etwas erst entwickeln zu müssen (Schnarch 1997). Zum Beispiel ist es nicht selten, dass heterosexuelle Frauen, die sich in einer sexualtherapeutischen Sprechstunde vorstellen, keinen richtigen Kontakt zu ihrer Sexualität haben. Sie haben jahrelang Sex um des Partners Willen gehabt oder weil sie glaubten, man »müsse« Sex haben – sie hatten aber selber nicht viel davon. In diesem Fall ist es nicht so, dass unausgesprochene Wünsche in den Tiefen dieser Frauen verborgen sind. Vielmehr ist es für sie selber ein Rätsel, was sie sexuell mögen. Es kann schwierig für sie sein, überhaupt einen Wunsch zu spüren. Hier gibt es gute Interventionen wie zum Beispiel die Übung, eine aufregende Szene aus einem Film zu finden, um genauer anzuschauen, was sie dabei aufregend finden. Es könnten genauso gut Szenen aus einem Buch sein. Wichtig ist, dass sie auf die Suche nach etwas gehen, was bei ihnen erotisch etwas in Bewegung setzt.

Gleichzeitig sind viele sich gar nicht dessen bewusst, wie wichtig das gegenseitige Vergnügen für den anderen Partner ist. Sobald das eigene Vergnügen auch wichtig wird und man aufhört, Sex dem anderem zuliebe zu haben, verändert sich das Sexleben automatisch. Dann kann man die Chance nutzen, die Definition von Sex so zu erweitern, wie es für einen selber passt. Man kann sich auf den Sex konzentrieren, der es einem selber wert ist, und so kann die Lust wiederkommen. Es ist wichtig, sich gleichzeitig darüber im Klaren zu sein, dass Begehren sich anders anfühlen kann als zu Zeiten, als man frisch verliebt oder Teenager war. Es ist typischerweise ein Begehren mit einem stärker emotionalen Gehalt als einem fast nur rein physischen Gefühl (Hall 2004).

4.3 Selbstbestimmt

Selbstbestimmte Intimität bedeutet, dass man sich von der Reaktion des Partners unabhängig macht, u. a. weil fehlende Selbstbestimmung die Freude am Sex trüben kann (von Sydow u. Seiferth 2015). Es kann aber schwierig sein, den Partner darauf hinzuweisen, was man selbst gern möchte und was nicht. Insbesondere, wenn man mit der Botschaft aufgewachsen ist, dass man für andere da sein sollte. Eine Hilfe dabei kann es sein, zu versuchen, mit positiven Formulierungen dem anderen entgegenzukommen: statt »Ich will nicht …« zum Beispiel »Ich möchte gerne …«. Menschen mit einer positiven Einstellung zum Sex haben nicht nur genussvollere sexuelle Erlebnisse, sondern sind auch besser darin, ihre Grenzen zu bestimmen. Erst wenn man weiß, was man will, kann man auch Nein sagen zu dem, was man nicht möchte. Es ist wichtig, darüber reden zu können, was nötig ist, damit jeder für sich sexuelles Vergnügen erleben kann. Um dahin zu kommen, ist es wichtig zu wissen, welche Voraussetzungen oder Bedingungen jeder für sich braucht, um Lust und Erregung zu erzeugen (van Lunsen e. Laan 2017).

Die Art und Weise, wie wir allgemein über Sex und Intimität denken, hat großen Einfluss darauf, wie unsere Beziehungen funktionieren. Viele Paare haben falsche Erwartungen, die dann die Grundlage dafür bilden, wie sie ihre Beziehung führen und bewerten. Zum Beispiel genießen manche Paare eine Art von Intimität, bei der sie sich gegenseitig akzeptieren und bestätigen – und sind selbst davon überzeugt, dass diese Art der Intimität die einzig »richtige« ist. Sie betrachten jedoch nie die Art von Intimität, die entstehen kann, wenn wir unabhängig vom Partner uns zeigen, uns und unsere Wünsche und Gefühle als wertvoll erachten und bewerten, auch wenn unser Partner es nicht tut (Schnarch 1997). Das wäre selbstvalidierte Intimität.

Selbstvalidierte Intimität ist also, wenn man nicht von seinem Partner erwartet, dass er das, was man offenbart hat, bestätigen oder akzeptieren muss. Man kann es selbstverständlich hoffen und offen den Wunsch äußern. Aber das Wichtige ist vorerst, sich selbst wertzuschätzen, d. h. zu verstehen, wer man ist und dass das »in Ordnung ist«. Erst dann kann man seinem Partner zeigen, wer man wirklich ist, sonst herrscht zu große Angst vor Ablehnung. Die Berücksichtigung der eigenen Gefühle ist ein integraler Bestandteil der Beziehungspflege und fördert gleichzeitig die Bindung und Selbststeuerung (Schnarch 1997).

4.4 Von der Fremdvalidierung zur Selbstvalidierung

Akzeptanz und Anerkennung werden als die entscheidenden Eigenschaften einer Beziehung gesehen. Gleichzeitig ist die Freiheit der Selbstbestimmung, die Freiheit der eigenen Wahl eine notwendige Voraussetzung für verantwortungsvolle und gegenseitige Partnerschaften, gepaart mit Respekt und der Sorge für andere. Beziehungen basieren auf Verhandlungsbereitschaft. Das bedeutet, dass jede Form von Engagement immer wieder neu verhandelt werden muss, wobei das Endergebnis nicht vorherbestimmt ist (Weeks, Heaphy a. Donovan 2001).

Es ist interessant zu beobachten, dass, solange Defizitvorstellungen die Symptombeschreibung dominieren, das Angstlevel von Klienten gering ist. Je stärker die Differenz zwischen Menschen ins Spiel kommt, desto heftiger werden die Veränderungen, die eine Therapie mit sich mitbringen könnte. Therapeutische Prozesse sind nicht einfach zu steuern und es ist auch nicht vorhersagbar, was dabei herauskommt. Abhängig vom Grad der Angst vor sexueller Differenzierung wird ein Konflikt deswegen als sehr oder wenig intensiv erlebt. Viele Paare versuchen daher, Konflikte im Rahmen alter Muster lösen (Clement 2004).

Um mehr über das unterschiedliche Begehren zu erfahren, kann der Therapeut die Klienten zunächst einmal fragen, was sie selber – unabhängig vom Partner – eigentlich möchten. Interessanterweise fällt es vielen Paare leichter, zu identifizieren, was sie *voneinander* wollen – typischerweise »in Ruhe gelassen werden« oder »mehr Sex haben«, je nach aktuellem Konfliktmuster. Wird die Frage aber unabhängig vom Partner gestellt, eventuell in einer Einzelsitzung, wird die Verantwortung für das sexuelle Begehren zurück an den Adressaten gegeben. Eine regressive Position wird herausgefordert durch die Frage, was diese Person begehrt, wenn sie sich nicht hinter der Ablehnung der Wünsche des Partners verstecken kann. Und umgekehrt die progressive Position, wenn die Frage gestellt wird, was das eigene Begehren ausmacht, wenn die Person nicht die Sicherheit hat, dass es sowieso abgelehnt wird (Clement 2001).

Der Übergang von der Fremdvalidierung zur Selbstvalidierung erfordert Selbstkonfrontation, so wie auch ein Vertrauenssprung nur gelingt, wenn man sich selbst dafür Bestätigung geben kann (von Sydow u. Seiferth 2015). Ein prominentes Beispiel: Klaus Wowereit, ehemaliger Regierender Bürgermeister von Berlin, sagte einmal: »Ich bin schwul [Selbstkonfrontation] – und das ist auch gut so [Selbstvalidierung].«

Durch die größere Offenheit und Aufklärung sowie gesellschaftliche Veränderungen kommt jetzt eine neue treibende sexuelle Kraft mit ins Spiel (Weeks 2017). Ein Klient zum Beispiel, ein älterer Mann, fühlte sich sehr schlecht, weil er das Gefühl hatte, nicht mehr sexuell sein zu dürfen in seinem Alter, ein »Perversling« zu sein. Wenn man hier mit Psychoedukation klarmacht, dass Masturbation durchaus gut ist und die Gesellschaft die ältere Generation zu Unrecht entsexualisiert, kann eine regelrechte Belebung beim Klienten beobachtet werden. Viele wachen in der Mitte des Lebens oder im Alter noch einmal auf, werden geradezu »wachgeküsst« und erleben eine neue Lust auf Sexualität. Sie wollen noch etwas für sich herausholen. Wenn es ohnehin keine perfekte Lösung gibt, kann jeder selbst bestimmen, was für ihn gut ist. Und für die Therapie heißt das: Es könnte ein systemischer Ansatz darin bestehen, die Person selbst entscheiden zu lassen, ob sie ein sexuelles Problem hat oder nicht (Meana 2010). Nur so wird man selbstbestimmend. Gleichzeitig kann und will man vielleicht nicht völlig vom Partner losgelöst sein, weil das Selbstbild durch die Interaktion mit anderen bestätigt wird. Identität wird auch durch unsere intimen Beziehungen geformt (Weeks, Heaphy a. Donovan 2001).

Die Arbeit an der sexuellen Beziehung kann also der beste Weg sein, um mit dem, was noch von der Beziehung übrig ist, umzugehen (Apfelbaum 2012) und diese weiterzuentwickeln. Es gibt oft sexuelle Probleme, die in dem System inhärent sind, das ein Paar ausmacht. Es geht deshalb nicht nur darum, frühere Verletzungen in der Partnerschaft zu beheben (Schnarch 1997). Sexuelle Störungen lassen sich nur begrenzt verstehen, wenn man sie ausschließlich im Rahmen von Beziehung und Partnerbindung interpretiert.

5 Lust in der Beziehung

Menschlicher Sex hat meistens eine Lust- und eine Beziehungsseite. Um nicht rein instrumentalen Sex mit jemandem zu haben, muss es auf irgendeine Weise eine Verbindung oder ein Interesse geben. Dafür ist eine Interaktion nötig, bei der im besten Fall beide Parteien sowohl Lust als auch Aufregung erleben können und gleichzeitig aufeinander achten. Viele Menschen ziehen es daher vor, Sex mit jemandem zu haben, mit dem sie in Beziehung stehen oder irgendwie ein Verhältnis haben (van Lunsen e. Laan 2017). Auch wenn es um einmalige sexuelle Kontakte geht, spielen meistens irgendwelche Gefühle mit, die einen selbst mit dem anderen in Beziehung setzen. Es ist natürlich nicht auszuschließen, dass es um eigene Projektionen auf den anderen gehen kann. Auch bei der Selbstbefriedigung gibt es meistens bestimmte Personen, die fantasiert oder in Pornofilmen bevorzugt werden, weil sie etwas in uns hervorrufen. Man wählt nicht willkürlich irgendeine Person – es spielen immer persönliche Faktoren mit.

Zur gleichen Zeit ist diese Zweiseitigkeit von Lust- und Beziehungsseite der Grund, dass Sex so kompliziert werden kann. Um aufregenden und befriedigenden Sex mit einem Partner haben zu können, bedarf es einer gewissen Balance zwischen dem Grad des Kontakts und der Aufeinanderbezogenheit und der etwas egoistischeren, selbstzentrierteren Lust auf der anderen Seite (van Lunsen e. Laan 2017).

5.1 *Bindung*

In neueren Paartherapiebüchern wird derzeit viel über Bindungstheorien geschrieben. Beispielsweise gewinnt die emotionsfokussierte Therapie zunehmend an Bedeutung, in der es u. a. darum geht, eine sichere Bindung zwischen zwei Erwachsenen herzustellen. Nicht ohne Grund – eine unsichere Bindung kann verheerende Folgen haben, auch für die Sexualität. Bindungsunsicherheiten führen dazu, dass Menschen sich in der sexuellen Begegnung verletzlicher fühlen, negative Selbstbilder verstärkt werden und Menschen sich weniger begehrenswert finden. Bindungsängste führen dazu, dass man sich nicht traut, »Nein« zu sagen, aus Angst, den Partner zu verlieren. So kann es zum ungewollten oder auch erzwungenen Sex kommen (von Sydow u. Seiferth 2015).

Eine sichere Bindung ist in vielen Situationen wichtig, und anscheinend besonders in sexuellen, weil sie unter anderem einen der Vorhersagefaktoren darstellt dafür, ob jemand sich sexuell wohlfühlen wird. Und inwiefern man sich sexuell hingeben kann, hängt auch davon ab, inwieweit man in der Kindheit gelernt hat, enge Beziehungen zu knüpfen. Um Sex für sich als genussvoll zu erleben, braucht man ein positives Selbst- und Körperbild. Eine gute Bindung zu einer wichtigen Person in der Kindheit ermöglicht dieses positive Selbstbild, ist aber nicht der einzige wichtige Faktor. Man sollte auch die Botschaft mitbekommen haben, dass Sexualität etwas ganz Eigenes ist, etwas, worüber man selbst bestimmen darf. Einerseits sollte es also eine sichere Bindung geben, andererseits muss man als selbstbewusste, autonome Persönlichkeit aufwachsen dürfen, die eher die eigenen Gefühle als Ausgangspunkt für das Denken und Handeln nimmt als das, was andere von einem zu erwarten scheinen. Ein Mangel an Autonomie, die Unfähigkeit, man selbst zu sein, ist eine der Ursachen für viele sexuelle Probleme in Beziehungen (van Lunsen e. Laan 2017). Obwohl sexuelle Zufriedenheit und Beziehungszufriedenheit in vielen Forschungen miteinander untersucht worden sind, ist es schwierig gewesen, einen direkten Zusammenhang nachzuweisen. Es bleibt unklar, ob Beziehungszufriedenheit sexuelle Zufriedenheit erzeugt, ob die Kausalität in die andere Richtung läuft oder ob eine ganz andere Dynamik vorhanden ist (Meana 2010). Oftmals ist es nicht genug, eine gute Bindung zwischen Partnern herzustellen, wenn es zusätzlich sexuelle Probleme gibt. Bindung ist wichtig, reicht aber nicht, um Probleme mit der Sexualität zu lösen. Es reduziert außerdem die Komplexität der Sexualität, so zu argumentieren.

Herausforderungen sind an sich ganz normal, alle Menschen erleben schließlich im Laufe des Lebens irgendwann sexuelle Unsicherheiten. Und man kann bei etablierten Beziehungen beobachten, dass die Frequenz an sexuellen Begegnungen miteinander im Laufe der Zeit abnimmt. Dafür gibt es viele Erklärungen, ein paar einleuchtende sind Routine und Alltagsbelastungen. Die Sexualität hat anscheinend unterschiedliche Bedeutungen in unterschiedlichen Lebensphasen. In der Phase der noch unsicheren Paarbildung bietet Sex eine gute Möglichkeit, Nähe und Zusammengehörigkeit zu erleben. Bereits etablierte Paare haben ein stärkeres Gefühl der Bindung, weil sie im Laufe der Beziehung ein größeres Repertoire an Möglichkeiten entwickelt haben, wie sie Zusammengehörigkeit und Geborgenheit erleben. So wird häufiger Sex weniger zentral für den Zusammenhalt (Schmidt 2014).

Guter Sex und eine gute Beziehung haben insofern nur teilweise etwas miteinander zu tun. Die Lust und das sexuelle Begehren folgen einer eigenen Prozesslogik, die nicht in der Logik einer Partnerbindung aufgeht. Bindungen werden stärker, wenn sie lange dauern, als eindeutig erlebt werden und durch die geteilte Lebensgeschichte reicher geworden sind. Das Begehren hat dagegen eine andere Dynamik, es ist nicht allein launischer, unzuverlässiger und kurzlebiger, es ist auch ausgesprochen ambivalent. Was für die Partnerbeziehung gilt, nämlich dass sie durch gelebte Beziehungsgeschichte intensiver wird, gilt nicht auf gleiche Art für das Begehren. Sexuelle Beziehungen werden in der Regel mit der Zeit nicht als intensiver erlebt. Darum lässt das eine sich nicht auf das andere zurückführen (Clement 2004). Wir müssen für eine erfüllte Sexualität einen Schritt weiter denken.

Interessanterweise hat man bei der Forschung nach optimalen sexuellen Begegnungen entdeckt, dass eine starke Verbindung mit dem Sexualpartner, sei es für ein paar Stunden oder ein Dutzend Jahre, eine Schlüsselkomponente von großartigem Sex war. Das ist an sich nicht so überraschend, vor allem wenn man überlegt, dass es meistens Vertrauen braucht, um beim Sex loszulassen. Faszinierend dagegen war, dass Individuen, die zur Fusion und zum Fühlen der Einheit mit dem Anderen fähig waren, feststellten, dass eben das Ganz-bei-sich-Sein es ihnen erlaubte, ihre Grenzen überhaupt zu erweitern. In der Forschung von Kleinplatz et al. (2009) stellten die Teilnehmer fest, dass »gute« und »klare Grenzen«, »Selbsterkenntnis« und »Selbstakzeptanz« für die erotische Vereinigung wesentlich sind. Die Voraussetzung für das eigene Loslassen zusammen mit anderen war, dass man bodenständig war und sich selbst fest im Griff hatte. Sonst können große Abhängigkeit und Verschmelzungsneigungen dazu führen, dass man in einem sexuellen Minimalprogramm landet, bei dem keiner es mehr riskiert, sexuelle Wünsche und Impulse zu zeigen, von denen man nicht sicher sein kann, dass der andere positiv darauf reagiert (von Sydow u. Seiferth 2015).

Die Erklärung dafür ist, dass unsere menschliche Natur sowohl Bindung als auch Autonomie braucht, um zu gedeihen. Aber um autonom zu werden, muss man sich differenzieren können, was grundsätzlich heißt, zwei elementare Lebenskräfte auszugleichen: den Impuls zur Individualität und den Impuls zur Nähe. Es bedeutet, das Gefühl des Selbst zu bewahren, während man gleichzeitig emotional oder physisch nah beim anderen ist (Schnarch 1997). Und wenn ein Partner dann auf Bindungsbedürfnisse mit emotionaler Aufgeschlossenheit und Ansprechbarkeit reagiert, fördert das die Bindungssicherheit und damit auch das Selbstvertrauen und die innere Autonomie (von Sydow u. Seiferth 2015).

5.2 Differenzierung

Egal wie raffiniert man zu sein glaubt, Tatsache ist, dass es für jeden schwierig ist, über Sex zu sprechen, selbst für diejenigen, die die Dinge beruflich entspannt bereden. Nicht nur sind sexuelle Wünsche, Sorgen oder Frustrationen schwer zu artikulieren, es besteht auch die Gefahr, in Bezug auf die eigenen sexuellen Wünsche verletzt zu werden, indem der Partner sich lustig über einen macht, einen ignoriert oder so tut, als wäre man seltsam. Kein Wunder, dass produktive Gespräche über Sex so schwer zu initiieren sein können. Dazu braucht man die Fähigkeit zur Selbstberuhigung, um nicht zu stark zu reagieren.

Selbstberuhigung ist die Fähigkeit, sich selbst zu trösten, die eigenen Wunden zu lecken und sich selbst zu akzeptieren, wohl wissend, dass man nicht perfekt ist. Man hat ein Recht, auf seine Weise auf und in der Welt zu sein, und ist nicht davon abhängig, dass andere Menschen einem durch ihre Akzeptanz etwa dieses Recht erst gewähren.

Differenzierung bedeutet, an sich festzuhalten und für das einzustehen, woran man glaubt. Sie hilft uns, die Spannung zu ertragen, wenn wir unsere Partner als separate Individuen mit anderen Präferenzen, Bedürfnissen und Aufgaben erleben. Bei einer zu großen Betonung der Bindung müsste die Beruhigung vom signifikanten Anderen kommen, bei einer guten Differenzierung gelingt eine emotionale Selbstberuhigung eher. Die Differenzierung wächst langsam von innen heraus durch Selbstkonfrontation und ist ein lebenslanger Prozess, durch den wir selbst einzigartiger und individueller werden (Schnarch 1997). Für den Differenzierungsvorgang ist es wichtig, nicht dem Druck nachzugeben, sich für einen Liebhaber oder einen Partner, der eine emotionale Bedeutung hat, anzupassen. Auch Anhänger der emotionsfokussierten Therapie halten die Differenzierung für wichtig, obwohl hier meistens von einer Differenzierung *mit* und nicht einer Differenzierung *von* dem Partner ausgegangen wird (Johnson 2004).

Aber richtig guten Sex kann man vor allem haben, wenn man sich unabhängig von dem anderen zeigen kann, ohne zu wissen, wie dieser darauf reagieren wird. Für tollen Sex muss man sich auch gehen lassen können, sich trauen (van Lunsen e. Laan 2017). Wenn man sich stärker differenziert – nicht *mit,* sondern *von* dem Partner –, erst dann kann man sich selbst wirklich treu sein und sagen: »Das bin ich.« Das ist der sogenannte *Leap of faith*, der Vertrauensvorschuss, ein unsicheres Gebiet, weil es unbekannt ist. Für manche kann es sich fast traumatisch anfühlen, wenn man meint, ganz nackt und verletzlich zu sein, und nicht vorher wissen kann, ob der andere einen annehmen wird, so wie man sich zeigt. Aber wenn der Partner dann sagt: »Ich bin noch da für dich, ich bin hier und mag dich weiterhin«, dann kommt es zu einer starken und sicheren Bindung. Kurzgefasst: erst wenn man sich *von* dem Anderen differenziert, kann man auch eine sichere Bindung *mit* dem Partner eingehen.

Wesentlich für die sexuelle Entwicklung ist es, sich individuell weiterzuentwickeln, mehr auf sich selbst zu hören und es zu riskieren, die eigenen Impulse zu zeigen. Aber da diese Entwicklung meistens asymmetrisch und asynchron in Bezug auf die Entwicklung des Partners verläuft, kann sie einige Verunsicherung auslösen. Die gute Nachricht ist, dass das Eingehen von Risiken, ein bisschen Ungewissheit, Verlustangst oder Eifersucht auch stimulierend wirken können (von Sydow u. Seiferth 2015). Echte Sicherheit folgt eher, als dass sie dem Ereignis vorausgeht. Validierung und gegenseitige Beruhigung haben ihren Platz in einer Beziehung, aber nicht, wenn sie dazu führen, dass man voneinander abhängig wird. Die emotionale Fusion ist auf die Dauer nicht gut, weder für den Einzelnen noch für die Beziehung, weil man immer den Anderen für das eigene Gleichgewicht braucht. Selbstberuhigung dagegen verändert die Dynamik in der Beziehung positiv. Und wenn Partner besser werden, sich selbst zu besänftigen, haben sie gleichzeitig weniger Bedarf, einander zu kontrollieren. Man hört auf, vom Partner zu erwarten, dass dieser einen immer versteht, und konzentriert sich auf das Verstehen von sich selbst. Dies wiederum verringert die Abwehr- und Kampfbereitschaft und fördert Wachstum und guten Willen innerhalb der Beziehung, statt Stagnation und Widerstand (Schnarch 1997).

Differenzierter zu werden, ist aber eine zutiefst herausfordernde Arbeit. In der Regel führen nur extreme Umstände dazu, diese persönliche Metamorphose zu provozieren, die zur Differenzierung beiträgt. Im Rahmen einer Beziehung beinhaltet das oft die Verletzung des gegenseitigen Validierungspakts, der dauerhaften gegenseitigen Bestätigung. Es kommt dann zu einem Übergang zur selbstvalidierten Intimität durch einen der beiden Partner. Einer von beiden kündigt den Status quo und dadurch entsteht eine Krise. Wenn gut damit umgegangen wird, kann sie paradoxerweise zu einem stärkeren Selbstgefühl für beide und zu einer größeren Tiefe der Verbindung führen (Schnarch 1997). So kann es in einem Therapieverlauf am Anfang nicht einmal um Sexualität gehen, sondern um das Herausarbeiten der eigenen Sichtweise in Bezug auf die Beziehung. Gerade die Entwicklung der eigenen Autonomie ist eine wichtige Grundlage für die Integration von sexuellen Bedürfnissen (Maß u. Bauer 2016).

Gut differenzierte Menschen können jemandem zustimmen, ohne das Gefühl zu haben, dass sie sich im Anderen »verlieren«, sie können anderer Meinung sein, ohne sich entfremdet oder verbittert zu fühlen. Wenn etwas schiefgeht, verlassen sie sich nicht auf den Partner, um es zu beheben oder zu korrigieren. Sonst würde man irgendwann seinen Partner erschöpfen, besonders wenn dieser vielleicht zusätzlich eigene Probleme hat. Hochdifferenzierte Menschen haben gerade deswegen starke emotionale Bindungen; sie benötigen keine physische Distanz, nur selten Kontakt oder eine anspruchsvolle Karriere, um ihre eigene Identität zu bewahren.

Man kann sich die Differenzierung als einen Prozess höherer Ordnung vorstellen, bei dem sowohl Verbindung als auch Autonomie im Gleichgewicht sind. Autonomie bedeutet, dass man sich darüber im Klaren ist, wer man ist und woran man glaubt. Man ist in der Lage, die Meinungen und Gefühle anderer zu schätzen und zu hören, ohne die eigene Position aufzugeben (Schnarch 1997). Differenzierung ist darüber hinaus auch ein Prozess des Abschleifens unserer Ecken und Kanten durch die normalen Herausforderungen langfristiger Beziehungen. Differenzierung heißt nicht, unabhängig vom anderen zu sein, wo der andere quasi egal ist. Es gibt einen Unterschied zwischen Autonomie und Unabhängigkeit; Autonomie steht für den eigenen Willen und Entschlossenheit, die Intention: Wir wollen in genau dieser Beziehung sein, es ist nicht eine beliebige Beziehung, um das Alleinsein zu vermeiden. Unabhängigkeit würde bedeuten, dass man sich als vom anderen komplett getrennt sieht. Mit dem Begriff Autonomie ist also gemeint, dass wir uns als intentionale, selbst entscheidende Wesen erleben, auch im Hinblick darauf, inwieweit wir beeinflusst werden wollen von anderen, was letztendlich eine wichtige motivierende Kraft ist in unseren Beziehungen (vgl. Ryan a. Deci 2000).

Die sexuelle Beziehung lässt sich durch die Differenzierung erweitern und kann das Begehren in Beziehungen, die emotional kalt geworden sind, wiederaufleben lassen. Es ist der Schlüssel, um keinen Groll zu hegen und um sich von Argumenten zu erholen. Man selbst muss die Differenzierung erhöhen, wenn man das eigene sexuelle Potenzial erkunden will. Einen Schritt in Richtung Differenzierung zu wagen, bedeutet also, eine Entscheidung zu treffen. Indem ein Klient sich entscheidet, für sich selber und die eigenen Wünsche und Gefühle einzustehen, profiliert er sich – er legt sich fest auf was er will oder nicht (mehr) will. Allerdings führen Differenzierungsschritte alleine nicht unbedingt zu einer besseren oder intensiveren Sexualität (Clement 2004). Man kann in Verhaltensmustern stecken, die eine niedrige Lust aufrechterhalten. Es kann auch sein, dass der Partner nicht mitmacht, im Gegenteil, es kann sein, dass der Partner versucht, einen wieder in das alte Beziehungsmuster zurückzudrängen.

Ein Differenzierungsschritt ist also mit einem Risiko verbunden. Aber ein individuelles erotisches Profil kann sich nur dann bilden, wenn ein Bewusstsein vorhanden ist von den eigenen sexuellen Vorlieben wie auch von den sexuellen Abneigungen (Clement 2016b). Gleichzeitig gilt das Paradox, dass, wenn man von der eigenen Erfahrung entfremdet ist, man keine Grundlage hat, um sich mit dem Partner zu verbinden. Erst wenn man sich bei sich selbst gut aufgehoben fühlt, hat man einen guten Ort, einen Partner zu Besuch einzuladen. Das bekommt man nicht, indem man sich selbst aufgibt, um dem Anderen etwas Gutes zu tun, sondern indem man an sich selber festhält (Schnarch 1997).

Wichtig zu wissen ist, dass schlecht differenziert zu sein ein normaler Zustand für die meisten Individuen und Paare ist. Das Ergebnis fehlender Differenzierung ist auf die Dauer emotionaler Stillstand. Keiner traut sich, sich authentisch zu zeigen, ganz zu schweigen davon, sich zu verändern, aus Angst, den Partner zu verlieren. Wenn dieser – fast unvermeidliche – Stillstand auftritt, dämpft er das sexuelle Verlangen. Das heißt, dass auch gesunde Menschen in guten Beziehungen sexuelle Lustprobleme erleben (Schnarch 2010).

6 Die sexuelle Interaktionsfähigkeit

Die eigene persönliche Definition dessen, was Sex ist, was man damit macht und was nicht, bestimmt den Diskurs immer mehr. Und für das sexuelle Wohlbefinden ist es wichtig, die eigenen Wünsche und Grenzen formulieren zu können, was man als sexuelle Interaktionsfähigkeit bezeichnen kann (van Lunsen e. Laan 2017). Diese beinhaltet sowohl die Kompetenz, »Nein« zum Sex zu sagen, als auch die Kompetenz, »Ja« zu sagen.

Wir leben in einer Zeit und in einem Teil der Welt, wo heterosexuelle Beziehungen eigentlich gleichberechtigte Männer und Frauen voraussetzen. Da dies aber noch nicht gelungen ist, zeigen sich Widersprüche, wie einerseits Selbstbestimmtheit in sexuellen Situationen und andererseits gleichzeitig unübersehbare Aggressionen und Machtausübungen, vor allem von Männern gegenüber Frauen. Der zu bildende Konsens für sexuelle Aktivitäten, der inzwischen in vielen Ländern auch juristisch verankert ist, ist eine komplexe Sache, gleichzeitig aber auch eine entscheidende Grundlage, damit Argumente wie zum Beispiel, dass Frauen in »aufreizender« Kleidung »selbst schuld« seien, hoffentlich langsam verschwinden (Schmidt 2014).

Unter dem Hashtag *#letstalkaboutyes* setzt Amnesty International sich derzeit dafür ein, zu verdeutlichen, dass Sex ohne Konsens kein Sex ist, sondern ein Übergriff und letztendlich Vergewaltigung. Auch der Hashtag *#metoo* brachte das notwendige Einverständnis wieder auf die Tagesordnung; Konsens, am liebsten enthusiastischer Art, ist für eine sexuelle Begegnung nötig. Allerdings hören viele Menschen auf, über Sex zu sprechen, wenn erst einmal die Einwilligung von beiden Seiten da zu sein scheint. Man kauft quasi das komplette Paket von Anfang an und hört während der sexuellen Begegnung auf zu sprechen. Vor allem Heterosexuelle sprechen sehr wenig über ihre sexuellen Präferenzen, was sie mögen und was sie weniger mögen.

Man folgt einer Art Schablone, ähnlich einer »Verbinde-die-Punkte«-Zeichnung, wobei es nicht unbedingt um sehr viele Punkte gehen muss. Wie ein Navi führt die sexuelle Begegnung von A nach B, etwa vom Küssen oder Streicheln zur Penetration. Die Landkarte zu entfalten, immer wieder neue Wege auszudenken, dauert zu lange oder ist zu umständlich, und es ist dann nicht mal sicher, dass man ans Ziel gelangt. Das Ziel ist klassischerweise der Orgasmus.

Die heterosexuelle Schablone ist nicht unbedingt schlecht, es kommt darauf an, was die Beteiligten mögen. Sie sorgt auch für eine Struktur, die für manche sehr angenehm ist. Man weiß, wer die Blumen am Valentinstag kaufen soll ... Es geht hier aber um soziale Konstruktionen und nicht um Naturgesetze!

In der Sexualtherapie nennt man diese Schablonen sexuelle Skripte. Das sind Verhaltensmuster, denen wir folgen oder denen wir in bestimmten Situationen glauben folgen zu müssen. Skripte können besonders hilfreich in einer neuen Situation sein und auch in Situationen, die uns nervös machen oder von denen wir nicht genau wissen, wie damit umzugehen. Was bei sexuellen Begegnungen leicht passiert. Unsere bisherigen Erfahrungen und auch unsere Kultur bestimmen die Skripte. Das ist alles schön, wenn es klappt. Probleme entstehen, und das geschieht häufig, wenn Menschen verschiedenen Skripten folgen möchten, aber sich nicht trauen, darüber zu sprechen, oder, wie erwähnt, einem ziemlich begrenzten A-nach-B-Skript folgen.

Bei dem nicht heterosexuellen Teil der Bevölkerung ist das oft anders, die meisten sprechen von Anfang an offener über sexuelle Präferenzen, wo viele Heterosexuelle ein schablonenhaftes, stillschweigendes Verständnis zu haben meinen und typischerweise nicht viel über ihre Vorlieben sprechen. Für gleichgeschlechtliche Paare ist es leichter, am Anfang einer Begegnung zu fragen, was der andere in sexueller Hinsicht mag, oder zu sagen, worauf man selber steht. Die meisten Nichtheterosexuellen, die sich gegenüber Familienmitgliedern, Freunden und der Umwelt »outen«, verbalisieren etwas sehr Persönliches über ihre Sexualität, was äußerst schwierig sein kann und wo nicht mit positivem Feedback gerechnet werden muss. Wenn ein Mensch sich gegenüber den wichtigsten Personen im Leben so verletzlich gezeigt hat, etwas so Intimes geteilt hat, ist es viel leichter, danach mit anderen über Sex zu reden. Viel leichter als für Heterosexuelle, die nichts zu verbalisieren brauchen, weil der gesellschaftliche heteronormative Rahmen annimmt, dass Menschen – bis zum Beweis des Gegenteils – Heteros sind und dem gängigen Skript folgen. Außerdem ist man als Teil einer sexuellen Minderheit in vielen Aspekten Außenseiter, und man kann leichter mit Konventionen brechen, weil man allein schon durch die sexuelle Orientierung ein Normbrecher ist.

Sex und sexuelle Interaktionen können eine Vielfalt von Bedeutungen haben, die möglicherweise verloren gehen, wenn man nur das klassische heterosexuelle Skript vor Augen hat. Übrigens bemerken auch mehr und mehr Heterosexuelle die Unzulänglichkeit der heteronormativen Erzählung und fragen sich, wie sie eigentlich ihr Leben führen möchten. Viele brechen mit den alten Konventionen, haben offene Beziehungen oder leben polyamourös und werden durch soziale Veränderungen darin gestützt. Die sich abzeichnenden Muster der »sexuellen Minderheiten«, die eine breite Skala an »wie man Beziehungen führen kann« zeigen, sind Teil von breiteren Veränderungen, die sich in der täglichen Realität des intimen Lebens vollziehen und auf ein größeres Verständnis von Intimität und Sex bezogen sind (Weeks, Heaphy a. Donovan 2001).

Es kann gar nicht genug betont werden, dass man, wenn man sein Begehren entfalten möchte, nicht dem Skript von anderen folgen sollte und auch nicht dem von der Kultur als »richtig« propagierten Trend, weil man dann partner- oder fremdbestimmt wird. Es geht darum, ein eigenes Skript zu entwerfen. Aber um authentisch und ehrlich zu werden, muss man zunächst die Unzulänglichkeit der bestehenden sexuellen Regeln und Skripte anerkennen (Kleinplatz et al. 2009). Man kann nicht nur Neues lernen, sondern auch mehr Nachhaltigkeit in seine Beziehungen bringen, wenn man bereit ist, weiträumiger zu denken.

6.1 Nicht heute Abend, Schatz!

Der Satz »Nicht heute Abend, ich habe Kopfschmerzen« wird oft als unglaubwürdiges Argument, um Sex zu vermeiden, lächerlich gemacht oder auch scherzhaft angewendet. Was eine Person, die dieses Argument benutzt, jedoch vor allem vermeidet, ist nicht so sehr der Sex, sondern durch diese Ausrede erspart sie sich, »Nein« sagen zu müssen (Apfelbaum 2012). Mit sexuellen Symptomen können aufdeckende Aussagen gemacht werden, das wird daran erkennbar, wenn man die Symptome interaktionell betrachtet. So kann man die Kopfschmerzen zum Beispiel verstehen als eine Möglichkeit verstehen zu sagen, »du erregst mich nicht, ich habe kein Interesse an Sex mit dir«. Also ist ein sexuelles Symptom nicht unbedingt ein Zeichen des Mangels, sondern ein Hinweis auf etwas anderes – indirekte Kommunikation. Das Verdeckte kann aber schwer zu entziffern sein, da es sich hinter einem demonstrierten Nichtkönnen versteckt, einem »Ich würde ja, aber ich kann nicht«. Die Verkleidung schont sowohl Sender wie Empfänger vor der unangenehmen Botschaft (Clement 2004). Mit anderen Worten, wenn du Nein sagst, lass es dann wenigstens wie ein Ja klingen: Ich möchte ja, nur ich kann nicht (Apfelbaum 2012). Aber die Lust zu bejahen, ohne sie verweigern zu können, ist wertlos. Die Aussage, Lust zu haben, muss einen deutlichen Unterschied zur Unlust machen. Das heißt, dass ein eindeutiges Ja die Fähigkeit voraussetzt, im Nein klar zu sein. Erst dann hat ein Ja einen Informationswert, ohne beliebig zu sein (Clement 2016b).

Die freie Wahl ist wichtig. Wenn ein Partner Sex initiiert, weiß dann der andere, dass der Partner Sex haben möchte, und wenn man selbst Sex initiiert, weiß man, dass man ihn selber möchte. Also muss man einen Weg für das eigene Begehren finden, damit es Seite an Seite mit dem Begehren der anderen Menschen entstehen kann (Perel 2010).

Nichtwollen ist noch keine Differenzierung, eine Person hat dadurch noch kein eigenes Profil entwickelt. Nein zum Partner zu sagen, heißt noch nicht, ja zu sich selbst zu sagen (Clement 2004). Nur wenn man pendeln darf zwischen Nein und Ja, beginnt eine Bewegung. Aber Menschen, die in der lustlosen Position stehen, haben oft keinen Spielraum mehr für ihr Begehren. Spielraum heißt vor allem genug Sicherheit und nicht zu viel gefühlte Verantwortung (Eck 2016b).

Wenn Klienten erzählen, sie hätten Schwierigkeiten, während des sexuellen Kontaktes mental präsent zu sein, sodass sie in Gedanken abwandern, dann kann das als Warnzeichen gesehen werden, dass etwas nicht stimmt. Oft bedeutet es, dass Bedürfnisse nicht kommuniziert werden, nicht erfüllt werden oder jemand obligatorischen Sex hat. Manchmal kann es sich auch um ein Zeichen einer früheren sexuellen Verletzung oder ein Trauma handeln (Hall 2004). Um herauszufinden, ob Klienten überhaupt in Kontakt treten möchten mit der sexuellen Lust, benötigen sie einen Raum, um den eigenen Körper, die eigenen Grundbedürfnisse samt eigener Grenzen kennenzulernen und als verfügbar zu erleben. Dazu gehört Selbstfürsorge, aber vor allem die Freiheit, Nein zum

Sex sagen zu können, als Grundbedingung für eine Entscheidung zum Ja (Eck 2016b).

Wenn man Nein sagen könnte, müsste man nicht indirekt Nein sagen, indem man Argumente verwendet, vermeidende Strategien benutzt oder Kopfschmerzen vortäuscht. Wenn jemand darüber klagt, Kopfschmerzen zu haben (aber keine hat), bekräftigt er den Glauben, dass es einen Grund geben muss, Nein zu sagen. Es ist, als ob er seine Position rechtfertigen müsse (Hall 2004). Tatsächlich ist es aber an dem anderen Partner zu sagen, dass er weiß – obwohl er gerade ein »Nein« bekommen hat –, dass dies nicht bedeutet, dass der andere ihn nicht mehr liebt. Darum ist Differenzierung ein Grundbaustein für gute, intime und nachhaltige Beziehungen. Das Nein kann man als Stärke und als bewusste Lebensäußerung sehen, bei der der Neinsager als kompetenter Beurteiler angesprochen wird und sich also nicht seiner »Unfähigkeit« schämen muss.

Therapeutisch gesehen ist es sinnvoll, den Akzent nicht nur auf das Nichtkönnen zu legen, sondern auch – und vor allem – auf das Nichtwollen oder das So-nicht-Wollen. Es gibt aber immer wieder Klienten, die Sorge haben, die Gefühle des Partners zu verletzen, wenn sie Nein zum Sex sagen, und nicht wissen, *wie* sie es tun sollen. Es geht nicht darum, ab und zu Nein zu sagen, alle sind mal nicht in der richtigen Stimmung, also ist es durchaus üblich, mal Nein, mal Ja zu sagen. Es geht vielmehr um eine verhärtete Situation, wenn ein Nein viel öfter geäußert wird als ein Ja. Wenn es hauptsächlich um ein Nein geht, fragen viele sich in der Tat, wie sie es vermeiden können, den anderen zu verletzen. Und hier ist der springende Punkt: Das kann man nicht. Aber wenn man Nein sagt und der andere böse, traurig oder verletzt reagiert, bedeutet das nicht, dass man Ja hätte sagen sollen. Also ist die Frage, ob man in der Lage ist, Nein zu sagen, wohl wissend, dass es den anderen verletzen könnte. Denn wenn man immer wieder Ja zum Partner sagt – seinetwegen –, ist das der unausweichliche Weg zur Unlust.

Folgenden Fragen können helfen, die Gründe des Neins zu verdeutlichen (nach Clement 2016b):

- Sagt die Person Nein zum Sex mit einem konkreten Partner?
- Oder zu einer bestimmten Art von Sex?
- Oder zu einer bestimmten Situation, Sex zu haben?
- Was passt oder stimmt nicht?

6.2 Ehrlich währt tatsächlich am längsten

Wenn man überlegt, wie viele Seiten einer Botschaft es gibt – auf wie viele Arten man etwas sagen und auch hören kann –, ist es klar, dass die Aussage »Nicht heute Abend, ich habe Kopfschmerzen« eine ganz andere Botschaft beinhalten kann, als die, die geäußert wurde. Wenn man nicht ehrlich ist, warum man Nein sagt, ist es unwahrscheinlich, dass die Situation sich in der Zukunft ändern wird. Wenn man allerdings anfängt, offen zu sagen, warum man Nein sagt, indem man erklärt, dass man sich beispielsweise dem Partner nicht sehr nah fühlt wegen einer früheren Enttäuschung, gibt es dem Partner eine Chance zu verstehen, was los ist. Wenn man aber ein undeutliches Nein kommuniziert mit der Ausrede, man hätte Kopfschmerzen, vergrößert man erstens den Abstand zum Partner und zweitens verpasst man eine Gelegenheit, dem Partner klarzumachen, wie man sich in der Beziehung fühlt und dass dies einen großen Einfluss ausübt auf die sexuelle Lust. Wenn man dann wirklich mal Kopfschmerzen hat, kann der Partner es für bare Münze nehmen (Hall 2004). Eine wirklich zustimmende Person weiß, wie man sowohl Nein als auch Ja sagt. Zustimmung oder Konsens bedeutet: »Ich stimme zu, hier zu sein. Ich habe mich entschieden, hier zu sein. Ich tue das, weil ich es will« (Ellison 2012).

Viele Menschen fühlen sich schuldig, wenn sie Nein zum Sex mit dem Partner sagen. Sie wollen die Gefühle eines Liebhabers nicht verletzen. Aber mit entsprechenden Fähigkeiten und einem sensiblen, kooperativen Partner kann man über eine sexuelle Begegnung – oder eine sexuelle Ablehnung – so sprechen und verhandeln, dass es für beide befriedigend ist. Im Idealfall akzeptiert man bei einer sexuellen Einladung die Autonomie des Partners und sein Recht, andere Gefühle zu haben als man selbst. Ein Nein muss nicht gleichbedeutend mit Ablehnung der eigenen Person sein, sondern kann eine Aussage über den anderen Partner, dem gerade nicht nach Sex zumute ist, sein. Und es ist wichtig, dass die Partner Konsens empfinden – wirklich dabei sein wollen –, wenn sie eine gemeinsame sexuelle Erfahrung machen, anstatt in der Erwartung, dass die Lust einfach folgen wird, mitzumachen (Ellison 2012).

7 Therapeutisches Handwerk

7.1 Neutralität

Innerhalb der systemischen Theorie gibt es die kybernetische Richtung, für die die Mailänder Gruppe um Mara Selvini Palazzoli besonders bekannt ist. Innerhalb dieser Richtung gibt es drei Grundprinzipien beim therapeutischen Intervenieren, nämlich Arbeitshypothesen aufstellen, zirkuläre Fragen benutzen und eine neutrale Haltung einnehmen (Selvini Palazzoli et al. 1980). Im Gespräch über sexuelle Herausforderungen könnte die Neutralität aufseiten des Therapeuten das wichtigste Element sein. Unsere Klienten sollten uns als nicht wertend, nicht begünstigend und nicht erwartungsvoll betrachten. Nicht erwartungsvoll zu sein bedeutet, von Anfang an problematisches Verhalten nicht ändern zu wollen, weil das eine Haltung des Besserwissens ausstrahlen würde. Solch eine Haltung wirkt meistens kontraproduktiv, und zusätzlich fließt ungewollt die Botschaft mit ein, dass man kein Vertrauen hat in die Kompetenz des Klienten, selbst Probleme lösen zu können.

Jedoch geht es beim Begriff Neutralität nicht um einen inhaltlichen Wert in dem Sinne, dass einem alles egal ist, alles erlaubt ist oder dass man keine Meinung hat. Im Gegenteil, man hat oft eine eigene Meinung, also geht es darum, sich dessen bewusst zu sein und – ganz wichtig – Platz zu schaffen für andere Ansichten. Richtig zuhören zu können ist deswegen auch durchaus anspruchsvoll. Wir stehen als Therapeuten in unserer Arbeit zur Verfügung für die Gedankenwelt des Klienten; das bedeutet, dass wir selten die eigenen Meinungen oder Erfahrungen mitteilen. Es geht vielmehr um eine methodische neutrale Haltung, aus der heraus wir arbeiten. Die Neutralität ist wie ein Muskel, der in Bewegung gehalten werden muss. Sonst besteht die Gefahr, dass wir in den eigenen Meinungen versteinern[3].

Der kulturelle Konsens sorgt aber dafür, dass man trotzdem ungewollt parteiisch werden kann; ein liebevoller, gewaltfreier und regelmäßiger Sex wird als »guter« Sex betrachtet, und Therapeuten, die sich damit unreflektiert identifizieren, laufen Gefahr, alle anderen Äußerungen als empörend, frauenfeindlich, spießig usw. abzuwerten. Unversehens übernehmen Therapeuten so die Veränderungsverantwortung, bevor sie überhaupt eine richtige Auftragsklärung durchgeführt haben (Clement 2004). Wenn Therapeuten sich zusätzlich verführen lassen, sich für höher bewertetes Verhalten einzusetzen, wie z. B. Monogamie, und geringer bewertetes Verhalten, wie z. B. Seitensprünge, als symptomatisch oder veränderungsbedürftig betrachten, verschenken sie die Chance, Impulse zu nutzen, die außerhalb des normativen Denkens liegen, und perpetuieren gleichzeitig sexuelle Lustlosigkeit (Clement 2004). Das heißt andererseits nicht, dass man sich für offene Beziehungen, konsensuelle Nichtmonogamie und Polyamorie aktiv einsetzen muss, sondern die Devise lautet: versuchen, neutral zu bleiben. Eine Auseinandersetzung mit sich selber, inwiefern man z. B. Monogamie als Engagement oder als Entbehrung sieht, kann einem weiterhelfen, um neutral zu bleiben oder mindestens zu wissen, wann man es nicht ist. Kontakt zur eigenen Meinung zu haben ist wichtig, sonst arbeitet man als Therapeut mit mehr blinden Flecken, als man glaubt.

Der Klient wird von Fragen des Therapeuten geleitet und kann selbst spüren, was bei ihm nachklingt. Fragen, die konsequent beschreiben, also nicht interpretieren, nicht bewerten und nicht erklären, können den Zugang zu tieferen

3 Bei akuter Selbst- oder Fremdgefährdung ist man selbstverständlich nicht mehr neutral.

existenziellen Emotionen ermöglichen, die mit dem sexuellen Symptom verbunden sind, wie z. B. Einsamkeit, Trauer oder Wertlosigkeitsgefühle, mit denen dann therapeutisch weitergearbeitet werden kann (Clement 2016b). Bei sexueller Lustlosigkeit zum Beispiel kann ein guter Anfang sein, folgende Frage in den Raum zu stellen: Möchten Sie mehr Lust spüren oder haben Sie den Eindruck, Sie sollten mehr Lust kriegen? Klienten werden fast verwirrt durch diese Frage, die eine grundlegende Neutralität signalisiert. Aber man sollte als Therapeut nicht davon ausgehen, dass Menschen Sex haben müssen, um in einer Beziehung zu sein, schließlich arbeiten wir manchmal auch mit Menschen, die sich als asexuell bezeichnen. Außerdem ist es bei Dauerpartnern phasenweise weitverbreitet, zeitweise oder sogar während des gesamten Lebens die eigene Sexualität zurückzustellen zugunsten anderer Ziele und Bedürfnisse (von Sydow u. Seiferth 2015).

Es kann durchaus passieren, dass Klienten davon ausgehen, dass man als Sexualtherapeut immer dafür ist, mehr Lust auf Sex in einem Menschen zu erzeugen. Sie können es kaum glauben, wenn sie merken, dass man als Therapeut dieser Erwartungshaltung nicht gerecht wird. Und gerade weil man diese Erwartung des Klienten nicht erfüllt, kann sich etwas tun. Klienten erzählen immer wieder erstaunt, wie ungewohnt es ist, einen so offenen Raum zu betreten und einem Therapeuten zu begegnen, der nur daran interessiert ist, wie die Klienten sich selber sehen, statt wie sie glauben, sein zu müssen. Das hört sich für manche unter den Lesern vielleicht radikal an. Und am Anfang fühlt es sich möglicherweise auch für uns selbst so an, weil wir immer wieder mit uns einen inneren Dialog führen, in dem unsere eigenen Auffassungen und Normen ungebeten auftauchen. Darum ist es auch wichtig, sich persönlich mit dem Thema zu beschäftigen. Das wiederum kann dazu führen, dass manche Therapeuten sich von der Thematik überwältigt fühlen. Hier kann der kritische

Blick auf die Haltung unserer Gesellschaft den therapeutischen Blick schärfen. Wesentlich während der Erörterung des sexuellen Erlebens des Klienten ist aufseiten des Therapeuten vor allem das, was Ahlers (2017) die Bewertungsabstinenz nennt.

Als Therapeut kann man schnell zu dem Schluss kommen, dass Veränderung gut sei. Therapeuten können ziemlich verführbar sein, um auf der Seite des Partners zu stehen, der Veränderung will. Hier gilt die Veränderungsneutralität; wir als Therapeuten wollen nicht unbedingt Veränderung, sondern wollen einen guten, reflektierten Prozess. Ein Beispiel für eine veränderungsneutrale Frage könnte deshalb lauten: »Wollen Sie es so lassen, oder möchten Sie es ändern?« So wird man nicht Veränderungsbetreiber, sondern Veränderungsbegleiter (Clement 2004). Ein anderes Beispiel für eine veränderungsneutrale Haltung ist, als Therapeut den Klienten, die über ihre problematische Lage erzählen, zu sagen: »Ja, so kann man es machen.« Es kann leicht provozierend wirken, aber der Veränderungsimpuls geht dann zurück zu den Klienten, weil sie typischerweise mit einer Gegenreaktion kommen. Manchmal kommen die Klienten auch noch mit einer Veränderungsidee. Der Satz »So kann man es machen« wird auf diese Weise zu einem verbalen Anker für die Neutralität (Clement 2019a).

7.2 Konsequenzen der Nichtveränderung

Wenn man die konfrontierende Frage stellt, was denn sei, wenn es nicht zu einer Veränderung käme, kommen die – oft unausgesprochenen – Folgen ans Tageslicht. Plötzlich ist die Möglichkeit der Trennung deutlicher präsent, weil die Frage die Grundlage der Partnerschaft berühren kann. Der Druck, der von einem der beiden Partner auf den anderen ausgeübt wird, oder mit dem sich sogar beide gegenseitig bedrängen, wird so auch deutlich. Ohne Sex keine Beziehung, antworten nicht wenige, und so wird es auch deutlicher, warum die sexuellen Probleme manchmal dauerhaft geworden sind. Partner müssen eine sexuelle Leistung bringen, um die Beziehung zu bewahren, und so entsteht Druck und manchmal Verzweiflung – nicht gerade eine günstige Situation, um Lust zu bekommen.

Wichtig bei dieser Frage ist, dass man als Therapeut ein konflikthaftes Spannungsfeld ertragen kann – die Frage ist verschenkt, wenn man die Spannung, die dadurch oft entsteht, nicht aushalten kann. Die Frage bringt aber das zur Sprache, was eigentlich jeder weiß: dass eine unbefriedigende sexuelle Beziehung einen Preis hat. Es geht nicht ohne einige Risiken – Veränderung kann unangenehm sein. Eine persönliche und damit auch erotische Entwicklung kann z. B. dazu führen, Ärger mit dem Partner zu bekommen. Aber der Preis kann verhandelt werden, und so kommt die Veränderungsbereitschaft von Klienten mit ins Spiel (Clement 2004).

7.3 Auftragsklärung

Viele Klienten haben einen spürbaren Leidensdruck, aber eher unklare oder stereotype Vorstellungen, was sie ändern möchten. Es kann am Anfang eine Paartherapie auch passieren, dass jeder Partner eine sehr gute Vorstellung hat davon, was sich ändern sollte, nämlich das Verhalten des Anderen. Manchmal steht man als Therapeut darum in einer undeutlichen Anfangssituation, und es kann zusätzlich eine Diskrepanz geben zwischen dem, was die Klienten möchten, und dem, was der Therapeut anzubieten hat. Therapieziele sollten im Einflussbereich der Klienten liegen, deswegen ist eine sorgfältige Auftragsklärung unerlässlich (Clement 2004).

In einem nicht normativen Umfeld sind wir frei zu entscheiden, was wir möchten. Es ist nicht beliebig, womit die Therapie sich beschäftigt, vielmehr verpflichten ernsthafte Wahlentscheidungen, und dieses gilt auch für die Entscheidung, welche Form und Intensität ihrer Sexualität Klienten für sich wählen und wie Therapeuten sich darauf beziehen. Dies sind Fragen, die schon in der Auftragsklärung aktuell sind (Clement 2004).

Nehmen wir einen Mann, der in der ersten Sitzung sagt, dass er mehr Sex haben will. Sein Partner hat aber nicht viel Lust. Wie bekommt er Einfluss darauf, mehr Sex zu haben? Er kann seinen Partner nicht zwingen, was kann er also alternativ machen? Er will nicht nur masturbieren, und die Beziehung zu öffnen, liegt als Möglichkeit nicht vor. Darum hofft er, dass der Therapeut seinem Partner helfen kann, mehr Lust zu entwickeln. Mit anderen Worten: der Partner soll etwas ändern, damit der Andere zufriedener wird. Partner beschreiben oft ihren Konflikt so, dass sie die Lösung durch eine Verhaltensänderung des Anderen erhoffen. So befindet man sich in dem Dilemma einer Entweder-oder-Frage: Entweder bekommt der Partner mit der höheren Lust recht und der Partner mit niedrigerer Lust soll sich mehr Mühe geben, oder der Partner mit der niedrigeren Lust bekommt recht und der Partner mit der höheren Lust soll sich damit abfinden und sich auf andere schöne Sachen im Leben konzentrieren. Implizit hat jeweils der andere Partner unrecht, und der Gewinn des einen Partners wird zum Verlust des anderen. So bekommt man als Therapeut widersprüchliche Aufträge, bei denen man erst einmal die Gegensätze identifizieren muss, eher man weitergeht. Der Klärungsprozess sollte so gestaltet werden, dass beide Partner die Therapie mit einer Gewinnerwartung verbinden (Clement 2004). Hier hilft die Frage nach dem Interesse, auf die wir gleich zurückkommen werden.

Zusätzlich muss der Therapeut in der Auftragsklärung nicht nur sehen, dass er das Anliegen des Klienten richtig verstanden hat, sondern er hat auch eine aktiv gestaltende Funktion, indem er die Nachfrageseite des Klienten und die Angebotsseite des Therapeuten unterscheidet. Der Therapeut ist dafür verantwortlich, erst dann mit dem Klienten zu arbeiten, wenn er ein Angebot machen kann, dass er zu erfüllen bereit und in der Lage ist. Das heißt, ein gemeinsamer Auftrag ist so zu formulieren, dass er an eine »Ja-Position« beider Partner anknüpft (von Sydow u. Seiferth 2015).

Die Wichtigkeit dieser Auftragsklärung kann nicht genug betont werden, weil Abbruchtendenzen bei Klienten und Resignation beim Therapeuten nicht selten die Reaktion auf schlecht geklärte Aufträge sind (Clement 2004).

Also muss man z. B. dem Mann, der mehr Sex haben will, ein Angebot machen, das er annehmen kann. Man kann als Therapeut offensichtlich keinen Sex anbieten, aber man kann einen Raum anbieten, worin sich ein Gespräch entfalten kann und auf eine neue Art und Weise über Sex gesprochen wird. Ein Raum, in dem auch der Partner mit der niedrigeren Lust zu Wort kommt. So kann der Mann besser verstehen, was in seinem Partner abläuft. Aber dafür muss er erst einmal interessiert sein, das ist eine wichtige Voraussetzung. Viele Menschen sind es bekanntermaßen nicht gewohnt, über ihre Sexualität zu sprechen, weshalb oft Antworten auf Fragen, die sich um Sex drehen, nicht ohne Weiteres gegeben werden können, weil sie nicht ausreichend bewusst sind. Um vorsichtig an das Thema heranzugehen und nicht auf eine verlegene Reaktion oder Verstummen zu treffen bzw. darin hängen zu bleiben, kann die Frage nach dem Interesse des Klienten als hilfreiche Brücke dienen. Auch bei dem Partner mit der niedrigeren Lust ist die Frage »Ist es für Sie interessant, das genauer anzusehen?« eine gute Ausgangslage.

7.4 Interesse

Neben den therapeutischen Aspekten wie Auftragsklärung und Beziehungsdiagnostik lohnt es sich darauf zu achten, ob bei allen Beteiligten in der Sitzung ein interessierter Blick auf die Situation besteht. Beim Therapeuten soll genug Neugier und Interesse bestehen, das versteht sich von selbst, und es steigert sogar die Chancen, dass bei Klienten Ressourcen aktiviert werden (Clement 2016a). Die Frage nach dem Interesse der Klienten ist in mehreren Punkten wichtig: Zum einen signalisiert sie eine Wertschätzung seitens des Therapeuten, zum anderen lenkt sie den Blick auf eine zugewandte Analyse des Problems und entschärft damit die Lähmungsgefahr, die bei einer regelrechten Problemtrance zu entstehen droht. Letztlich markiert die Frage einen Wechsel von einer eher schnellen Frage-Antwort-Sequenz zu einem langsameren Modus des Innehaltens und gründlichen Überlegens (Clement 2016b).

Der Therapeut fragt also die Klienten, ob sie interessiert sind zu verstehen, warum etwas geworden ist, wie es ist. Für solches interessiertes Selbsterforschen, wo es also nicht darum geht, das Problem »wegzumachen«, sondern erst einmal versucht wird zu verstehen, warum es da ist, ist eine Verlangsamung des Prozesses angesagt (Clement 2019a). Die Art der Befragung kann mit einer investigativen Berichterstellung verglichen werden. Damit ist eine ruhige und »kühle« Auseinandersetzung mit den angesprochenen Problemen gemeint, wodurch ein Therapeut Klienten helfen kann, eine Reihe von Erfahrungen auszudrücken, die sie bisher nicht formulieren konnten (White 2007). Das bedeutet nicht, dass therapeutische Gespräche emotionslos sein oder Menschen von ihrer Erfahrung abkoppeln sollen. Aber es ist wichtig, sich zu vergewissern, dass der Klient sich in einer interessierten Position seinem eigenen Verhalten gegenüber bewegt, weil sich so eine dynamische Therapie entfalten kann (Clement 2016a). Je mehr Interesse und Engagement aufseiten des Klienten entsteht, desto motivierter wird er.

Eine systemische Intervention, die sehr schnell in einer Sitzung eingesetzt werden kann und bei vielen Klienten auf reges Interesse stößt, ist das dynamische Grundriss-Modell (Disler 2019). Klienten sind, genau wie bei einem Genogramm, Mitgestalter bei der Ausarbeitung dieses Grundrisses, und gleichzeitig wird die eigene Autorenschaft der Klienten angesprochen. Es ermöglicht auch einen mehrdimensionalen Blick auf Beziehungssysteme (Disler 2019). Und wenn man als Therapeut sich doch mal in eine Problemtrance verliert, kann man durch diese Intervention gut zusammenfassen, was man gehört hat. Die Klienten greifen dann immer etwas davon auf, und die Lähmungsgefahr verzieht sich, die Sitzung wird wieder lebendiger. Was sich als Endergebnis der Therapie ergeben wird, bleibt offen.

7.5 Anamnese

Die meist übliche Manier, eine sexuelle Anamnese aufzunehmen, besteht darin, den Fokus auf die Sexualität bereits am Anfang mit einfließen zu lassen, während man auch andere Bereiche aus dem Leben des Klienten erfragt. Dabei ist der traditionelle Fokus auf die Ätiologie überholt, weil es heutzutage nicht ausschließlich das Verhalten an sich ist, das zählt, sondern der ganze Kontext und wie Sexualität gelebt wird (Weeks 2017).

Selbstverständlich sollte man bei einer sexuellen Herausforderung den Verlauf von Problemen erfragen[4], aber im Sinne der systemischen Sexualtherapie gibt es nicht eine bestimmte Art, eine Sexualanamnese aufzunehmen. Außerdem tauchen sexuelle Probleme oft maskiert auf als das, was viele Klienten zur Therapie bringt, wie Depressionen, Angststörungen, ein schlechtes Selbstwertgefühl usw. (Risen 2010). Gleichzeitig ist es wichtig, gründlich genug zu sein, um sicherzugehen, dass z. B. eine Diskrepanz in den Lustniveaus nicht in Wirklichkeit mit etwas ganz anderem zu tun hat.

4 Eine gute Übersicht zu Fragen einer umfassenden Sexualanamnese bieten von Sydow u. Seiferth (2015).

Beispiel

Ein Paar kommt in Therapie, Mann und Frau. Sie sind seit 15 Jahren verheiratet, haben keine Kinder. Er hat den Therapietermin ausgemacht. Beim ersten Gespräch ist das präsentierte Problem, dass sie wenig oder kaum Lust auf Sex hat, während er mehr Sex möchte. Nach einigen Sitzungen zusammen wird vom Therapeuten aus eine Einzelsitzung für jeden Partner vorgeschlagen. In der Einzelsitzung mit der Frau stellt sich heraus, dass sie sich in eine andere Frau verliebt hat.

Ogden (2018) schlägt vor, eine kreative Anamnese zu machen, bei der es nicht so sehr um Fakten geht, wie zum Beispiel, ob oder wie oft jemand Sex hatte in den vergangenen Monaten, sondern bei der eher Fragen gestellt werden, die nicht so leicht mit Ja oder Nein zu beantworten sind und wo es nicht unbedingt »korrekte« Antworten gibt. Wo es darum geht, Gefühle dafür zu entwickeln, welche Fragen sie sich selber stellen könnten, und ein Gespür dafür zu bekommen, auf welche Art sie in ihrem eigenen Leben anfangen könnten, diese Fragen zu untersuchen.

Beispiele von Fragen sind: »Was ist Sex für mich?« oder »Wann, wie und mit wem fühlt Sex sich richtig an für mich?«.

Es ist eine gute Idee, die Klienten dazu anzuspornen, sich mit ihrer eigenen sexuellen Lebensgeschichte auseinanderzusetzen, entweder alleine oder mit dem Therapeuten zusammen. Wenn man dies als Aufgabe dem Klienten mitgibt, könnte die Richtlinie sein, dass man sich eine Zeitschiene vor Augen hält und die wichtigsten sexuellen Ereignisse aus dem Leben chronologisch aufschreibt. Auch wenn die Befunde nicht ganz deutlich sind, scheint die Kindheitsbiografie bedeutsam zu sein (von Sydow u. Seiferth 2015). Der Klient sollte die Botschaft bekommen, vor allem die Ereignisse hervorzuheben, die ihn am meisten geprägt haben. Wenn Klienten es möchten, bringen sie dann die Zeitlinie mit zur nächsten Sitzung und teilen so viel, wie es für sie komfortabel bleibt.

Weil diese diagnostische Arbeit oft am Anfang von Therapien stattfindet, ist es verständlich, wenn man noch nicht alles offenlegen möchte (Belous et al. 2012).

7.6 Das sexuelle Genogramm

Wenn Klienten besser verstehen möchten, wer sie in sexueller Hinsicht sind, kann ein Genogramm gut eingesetzt werden. Ein Genogramm ist eine visuelle Darstellung einer Familie, meistens über drei Generationen, wo die Beziehungen zwischen Familienmitgliedern oder anderen wichtigen Personen und dem Klienten dargestellt werden. Und man kann die Genogrammarbeit sehr wohl auch auf sexuelle Themen anwenden. So lässt sich der Beziehungskontext untersuchen, der ein Symptom beeinflusst und auf das sexuelle Symptom rückwirkt (von Sydow u. Seiferth 2015).

Das sexuelle Genogramm ist eine fokussierte Version des Genogramms und bezieht sich auf Intimität, Bindung, sexuelle Orientierung und andere Themen im Zusammenhang mit der Sexualität (Weeks, Gambescia a. Hertlein 2016). Auch die sexuellen Botschaften, Aufträge und Geheimnisse werden eingetragen, damit man ein komplettes Bild von der Lebenswelt des Klienten bekommt. Das sexuelle Genogramm ist gerade in Bezug auf sexuelle Geheimnisse ein sehr interessantes Instrument, dessen Auswertung übrigens denselben Richtlinien folgt wie sonst beim Genogramm (Clement 2004). Auch die intergenerationelle Übertragung von Beziehungsthemen kann leichter aufgezeichnet werden. Es ist also ein sehr nützliches Werkzeug, da individuelle Muster zu diesen Themen in einem größeren Zusammenhang betrachtet werden können, was zum Beispiel in der Beziehung eines Paares der Fall ist.

In der Genogrammarbeit gilt weiterhin ein normatives Modell, bei dem Strukturmerkmale der bürgerlichen Kleinfamilien benutzt werden, als Orientierungsfolie. Diese Strukturen können in unterschiedlichen gesellschaftlichen Milieus und zu verschiedenen Zeiten wirken (Hildenbrand 2005). Um die Marginalisierung von sexuellen Minderheiten zu umgehen, ist es eine gute Idee, die sexuelle Orientierung jeder Person im Genogramm darzustellen. So bewegt man sich weg von der heteronormativen Vorstellung, dass alle Heteros sind, »bis das Gegenteil sich erwiesen hat« (Belous et al. 2012).

Miteinzubeziehende Aspekte könnten zum Beispiel folgende sein:

- Welche offenen/verborgenen Botschaften über Sexualität bekam man mit aus seiner Herkunftsfamilie?
- Welche Kommunikation über sexuelles Verhalten gab es, sowohl verbal als auch nicht verbal?
- Welche Botschaften gab es in Bezug auf Masturbation?
- Gab es sexuelle Ereignisse, worüber aber keiner sprach?
- Vermutet der Klient, dass es sexuelle Geheimnisse gab?
- Wenn man es in der Paartherapie umsetzt: Wie sehen die Partner das sexuelle Genogramm des anderen?
- Gibt es etwas, was der Klient bzw. die Klienten ändern möchten im Genogramm?

Es ist unvermeidlich, dass Geschichten erzählt werden, während man in diesem Prozess der Offenlegung ist. Einschätzungen und Interventionen werden ineinanderfließen, wodurch Verbindungen zum gegenwärtigen Problem deutlich werden können. Innerhalb dieses therapeutischen Prozesses, auch geleitet durch die Fragen des Therapeuten, kann sich eine neue Perspektive auf alte Erzählungen entwickeln (Belous et al. 2012).

7.7 Prozesssteuerung

Als Therapeut ist man Prozessbegleiter, man geht einen Dienstvertrag ein, nicht einen Werkvertrag (Clement 2004). Der Unterschied liegt darin, dass beim Werkvertrag das Ergebnis das Wichtige ist, z. B. eine saubere Küche. Ob eine Reinigungsfirma dafür Schwämme oder Wischlappen benutzt, ist egal, Hauptsache, die Küche ist sauber, weil so der Vertrag erfüllt ist. Bei einem Dienstvertrag dagegen muss der Beauftragte in erster Linie seine Kompetenz zur Verfügung stellen. Der Verlauf ist vorgehensorientiert, und der Vertrag ist erfüllt, wenn der Therapeut seine Kompetenzen regelkonform geliefert hat, unabhängig vom Ergebnis. Also ist ein entscheidender Faktor, dass der Therapeut nicht einen Werkvertrag vom Klienten übernimmt, z. B. »häufiger Sex haben«, sondern seine Kompetenz zur Verfügung stellt und einen Dienstvertrag anbietet, bei dem es die Klienten selber sind, die für veränderungsrelevante Handlungen oder Unterlassungen verantwortlich sind (Clement 2004). Ein Sexualtherapeut ist kein Experte dafür, was das Begehren bei einer Person wieder entfachen wird – die Person muss es selbst entdecken. Wenn sie daran interessiert ist.

Ein wichtiger Teil der Prozesssteuerung besteht darin, die Erzählung des Klienten in Bezug auf die Symptome zu lenken. Erst durch eine Bedeutungszuschreibung wird ein Symptom zu einem Problem (Clement u. Eck 2013). Wenn ein Diskurs des Nichtkönnens verfolgt wird, sowohl vom Klienten aus wie auch beim Therapeuten, wird die Symptombeschreibung auf sexuelle Mängel reduziert. Dieses hat seinerseits eine Wirkung darauf, welche Änderungs- und Lösungsperspektiven auftauchen. Im Diskurs des Nichtwollens dagegen steht das unterschiedliche Wollen im Fokus und inwiefern das sexuelle Problem damit zu tun hat (Clement 2004).

7.8 Ambivalenz

Wichtig ist auch, wie der Therapeut mit Veränderungs- und Beharrungstendenzen der Klienten umgeht. Aus der Perspektive des Wollens bzw. Nichtwollens kann man als Therapeut davon ausgehen, dass die Tendenz, ein sexuelles Symptom aufzugeben, immer ambivalent ist. Diese ist meistens nicht bewusst und passt nicht mit dem Selbstverständnis der Klienten zusammen, deshalb ist die Ambivalenz auch nicht direkt abfragbar. Auf der Oberfläche bleiben viele bei der »Wollen, aber nicht können«-Ausgangslage und sehen sich als »Problem-Opfer« (Clement 2004). Wenn man aber ressourcenorientiert die sexuelle Funktion in den Hintergrund rückt durch die Frage, wie ein Klient angesichts des sexuellen Problems seine Sexualität gestalten möchte, macht man den Klienten zum »Lösungs-Täter« (Clement u. Eck 2013). Der Kern der Ambivalenz besteht in dem Widerspruch zwischen Veränderung und Nichtveränderung. Die Veränderung ist natürlich attraktiv, der Klient erhofft sich einen geringeren Problemdruck und mehr Handlungsräume. Die Nichtveränderung ist aber auch attraktiv, weil der Klient dann in der Komfortzone des Bekannten bleibt. Dieses Ambivalenzkonzept kann dem Therapeuten helfen, einerseits neutral zu bleiben sowie andererseits auch Entwicklungsmöglichkeiten für den Klienten zu eröffnen (Clement 2004).

Eine Art, um mit dieser Ambivalenz zu arbeiten, ist, diese dem Klienten konkret vor Augen zu führen. Solange man als Therapeut in der Veränderungsneutralität bleibt, kann man den Klienten darauf hinweisen, dass man einerseits hört, dass es so nicht weitergeht, dass es andererseits anscheinend noch eine Weile so weitergehen kann, eine Veränderung ist schließlich bis jetzt nicht zustande gekommen. Klienten drücken dann meistens ihren Leidensdruck aus und drängeln den Therapeuten, etwas zu tun: Darum sind sie schließlich zum Therapeuten gekommen. Wenn man hier als Therapeut nicht in seiner veränderungsneutralen Haltung bleibt, läuft man Gefahr, die Verantwortung für die Veränderung zu übernehmen. Wenn es jedoch gelingt – nach der erwähnten Devise »So kann man es auch machen« –, den Veränderungsauftrag nicht anzunehmen, sondern abzuwarten, was geschieht, dann bringen die Klienten im Allgemeinen die eigentlichen

Schwierigkeiten zur Sprache (Clement 2019a). Wenn man abwartet und so das Tempo im Arbeitsprozess verlangsamt, ist es wichtig, eine angespannte Situation aushalten zu können. Man kann als Therapeut verführt sein, diese mit einem lustigen Kommentar zu lösen oder irgendwie anders die Stille zu brechen. Aber dann ist die Intervention verschenkt und man ist mit der Ambivalenz nicht weitergekommen.

Bei einer Nichtveränderung, oder gar einem unlösbaren Problem, geht der therapeutische Fokus nicht Richtung »Ursache«, sondern Richtung Konsequenz und Bedeutung des Problems. Existenzielle Fragen tauchen auf: Bleibt ein Paar noch zusammen, verzichtet man dem Partner zuliebe auf die Sexualität, oder sucht man sich einen neuen Partner? Das sind schon drei verschiedene Möglichkeiten. Alle Sexualtherapien, die nicht ausschließlich symptomorientiert vorgehen, können mit anderen Worten verschiedene Optionen öffnen. Für die Prozesssteuerung ist es entscheidend, wie explizit diese mit einbezogen werden. Aber auch die Konsequenz der Nichtveränderung sollte man als Therapeut mit ins Auge fassen – und lernen auszuhalten, auch wenn dies dem therapeutischen Bedürfnis zu helfen manchmal widerspricht. Wenn man es den Klienten als eine der Möglichkeiten vorstellt, dass sich an der Lage nichts ändert und alles so bleibt, wie es ist, ist eine interessante Frage die, was die Klienten dann tun werden. Der Leidensdruck hängt nämlich nicht mit der sexuellen »Triebbefriedigung« zusammen, sondern mit den Themen, wie man gerne eine Partnerschaft leben würde, was für einen unverzichtbar ist und wer man in sexueller Hinsicht sein möchte (Clement 2004).

8 Das erotische Profil

8.1 Autorschaft über das sexuelle Begehren

Wenn man die Kompetenz für den Körper anspricht, wird gleichzeitig die Autorschaft der Sexualität des Klienten angesprochen.

In der persönlichen Geschichte eines Menschen kann man oft Aspekte und Augenblicke und deren Einfluss auf die heutige Sexualität herausarbeiten und diese dadurch besser verstehen. Sie erklären häufig auch, warum ein bestimmtes sexuelles Verhalten Sinn ergibt für diese eine Person (van Lunsen e. Laan 2017). Die partnerschaftliche Sexualität ist nur ein Teil dieser persönlichen Geschichte einer Person: Das sexuelle Spektrum ist viel weiter und umfasst u. a. den Teil der sexuellen Biografie, der sich vor der gegenwärtigen Partnerschaft ereignete (Clement 2004). Wenn man z. B. die Frage erörtert, was die allererste Erinnerung in Bezug auf Sex oder Sexualität ist und wie man glaubt, dass diese Erinnerung einen geprägt hat, kommen ganz persönliche Geschichten hoch. Darum lässt die sexuelle Dynamik sich nicht bloß auf die gegenwärtige Paardynamik reduzieren.

Um das erotische Profil zu erforschen, müssen Klienten lernen, sich selbst gut zuzuhören. Zu viele Menschen haben gelernt, wie man attraktiv sein kann und jemanden befriedigt, wobei man so sehr auf den anderen fokussiert ist, dass das eigene Begehren »zum Fenster hinausfliegt«. Daher ist es wichtig, wieder bei sich anzukommen. Dafür gibt es viele gute Fragen, um das eigene Profil zu erforschen. Diese reflektierende Arbeit kann man dem Klienten durchaus für zu Hause auftragen (nach Ogden 2008, S. 57):

- Gibt es bestimmte Schablonen oder Rituale, die den Klienten erotisch gesehen erwachen lassen?
- Mag der Klient es, sich selbst zu berühren?
- Wenn nein, warum nicht?
- Wenn ja, wo und wie?
- Was geht gleichzeitig durch den Kopf?
- Mag der Klient es, Geräusche zu machen?
- Wie fühlt es sich nachher an?
- Wenn er mit einem Partner zusammen ist, was macht das Nein zum Sex aus?
- Was hilft, Ja zu sagen zum Sex?

Diese Fragen müssen nicht unbedingt beantwortet werden, vielleicht gibt es nicht einmal definitive Antworten auf diese Fragen. Das Ziel ist es, dem Klienten aus festsitzenden Haltungen und Mustern herauszuhelfen, wodurch vielleicht das sexuelle Begehren wieder aufzutauchen vermag, aber wodurch sich vor allem neue Perspektiven eröffnen können. Und wenn ein Klient sich traut, sich selber besser kennenzulernen, wird es auch leichter, an sich selbst festzuhalten.

Wenn zwei Menschen eine Beziehung miteinander eingehen, treffen sich auch zwei unterschiedliche sexuelle Profile. Ein Teil der Sexualität wird gemeinsam gelebt, andere Teile werden nicht in die Zweisamkeit einbezogen. Sie können sowohl bewusst als auch unbewusst ausgeschlossen werden. Es kann um sexuelle Fantasien gehen, um frühere Erfahrungen oder etwas Drittes. Dies muss nicht schlecht sein: Es ist schwierig, alles zu teilen, und das sexuelle Universum ist quasi unendlich, folglich kann gar nicht alles gesagt werden.

8.2 Unterschiedliche sexuelle Profile

Es besteht ein weitverbreiteter Konsens, dass die Lust bei langjährigen Beziehungen abnimmt. Aber dass die Intensität der Verliebtheit und auch der sexuellen Aufregung nachlässt bei langdauernden Beziehungen, beschreibt den Verlauf nur unzureichend. Es kommt eher zu einem qualitativen Sprung in der Wahrnehmung der sexuellen Individualität. Die erotischen Besonderheiten, die am Anfang einer Beziehung als bereichernd erlebt werden können, werden später in einer Beziehung als Andersartigkeit betrachtet (Clement 2004).

Es gibt zwei Möglichkeiten, mit unterschiedlichen sexuellen Wünschen umzugehen: eine Differenz ausschließende Art, bei der nur Gemeinsamkeiten zugelassen werden, und eine Differenz einschließende, die Unterschiede erlaubt und betont. Wenn Unterschiede nicht benannt werden dürfen und als störend erlebt werden, liegt also eine Differenz ausschließende Dynamik vor. Der Ursprung des Konflikts ist dann typischerweise eine ersehnte, aber nicht erreichte sexuelle Harmonie (Clement 2001). Die Konsequenz sind selektive Mitteilungen, wenn ein Partner nur noch das teilt, was in aller Wahrscheinlichkeit auf positive Resonanz stößt. Manche Sehnsüchte oder Wünsche werden verschwiegen oder nicht als Option angeboten.

Der andere Partner hat gleichzeitig eine selektive Wahrnehmung, weil man nicht unbedingt alles voneinander wissen möchte. Daher wird bewusst und unbewusst das ausgewählt, was sich mit dem Bild verträgt, das man vom Partner hat (Clement u. Eck 2013).

Aber manchmal sind unsere Ansichten nicht wirklich unsere eigenen, sondern gehören eher zu jemand anderem. Wir haben sie übernommen, um akzeptiert und geliebt zu werden. Gute Fragen für sich selbst, die man aber auch gut mit seinem Partner besprechen kann, sind zum Beispiel (nach Ogden 2008, S. 129):

- Gibt es etwas, das du befürchtest, zu verlieren?
- Bist du eifersüchtig?
- Was sind für dich Kriterien für eine glückliche, gesunde und liebevolle Beziehung?
- Was sind deine persönlichen Grundregeln für Entspannung, Freiheit und sexuelle Erregung?
- Was sind deine sexuellen Verpflichtungen gegenüber deinem Partner?
- Was sind deine Verpflichtungen gegenüber deiner Familie in Bezug darauf, wie du deine Sexualität auslebst?
- Was sind deine Verpflichtungen gegenüber dir selbst?

Viele Menschen halten sich gerne an das Vertraute. Es gibt ihnen das Gefühl von »Sicherheit« und ist keine »falsche« Lösung. Aber man sollte weiterhin füreinander aufmerksam bleiben und am besten miteinander über das Sexualleben sprechen, selbst wenn es nur zur Bestätigung dient. Das Paradoxe ist, dass der Weg zu mehr Gemeinsamkeit und Verbindung darin besteht, sich zu weigern, seine Unterschiede aufzugeben, also darin, sich zu differenzieren. Es widersetzt sich der gängigen Logik und der gesellschaftlichen Konvention, dass Kompromisse das Herzstück einer guten Beziehung seien. Aber sexuelle Konfliktsituationen sind nicht nur unvermeidlich, sie sind wichtig. Wachstum ist in der Regel unangenehm, aber man wird nicht viel erreichen, wenn man die sexuelle Entwicklung nie vorantreibt. Und wenn man sein eigenes sexuelles Potenzial erforscht, bedeutet das auch, an die Grenzen der eigenen sexuellen Entwicklung zu stoßen (Schnarch 1997). Also ist die Frage, ob ein Mensch sich überhaupt erotisch weiterentwickeln möchte.

8.3 Die sexuelle Differenz

Probleme mit fehlender Lust sind eigentlich ein Problem diskrepanten sexuellen Verlangens (von Sydow u. Seiferth 2015). Aber die Einsicht in die sexuelle Differenz ist für viele Paare schwerer zu ertragen als der Streit um eine gemeinsame Sexualität. Unterschiede werden als störend erlebt. Darum folgen die meisten Beziehungen einer Entwicklung, die die Differenz ausschließt oder zu minimieren sucht. Der erotische Abstimmungsprozess folgt dann der Regel, dass nur das gut ist, was beide wollen. Diese Regel schließt Unterschiede aus, sie werden exkommuniziert, und die Tatsache, dass zwei Partner zwei unterschiedliche sexuelle Subjekte sind, wird verschwiegen (Clement 2004). Aber je länger Fantasien versteckt und von bewussten Erkundungen ferngehalten werden, desto gefährlicher und tabuisierter scheinen sie zu werden. Und wenn sie ferngehalten werden, werden sie zunehmend einem selber fremd. Nur wenn man zu seinem Kern vordringt, den teilweise unbewussten und unausgesprochenen Wünschen und Sehnsüchten, kann es eine Hoffnung auf Transformation geben (Kleinplatz 2012b).

Rücksicht und Gegenseitigkeit können also im erotischen Kontext sedative Wirkung haben. Aber das muss nicht unbedingt schlecht sein. Paare können Sex als Wiederholungsritual nutzen, womit eine bedeutungsvolle symbolische Handlung vollzogen werden kann, die die Gültigkeit der Beziehung bestätigt (Clement 2004). Man sollte aber nicht aus dem Auge verlieren, dass sexuelle Leidenschaft sich auf diese Weise auch als Pflicht anfühlen kann (Schmidt 2014). Das birgt das Risiko, dass dieses bestätigende Ritual in Gefahr gerät, wenn Lustlosigkeit eintritt, weil diese als Bedrohung für die Beziehung gedeutet werden kann. Der Partner mit weniger Lust als der andere kommt in Begründungsnot, weil er im Verdacht steht, die Beziehung zu kündigen. Manche Partner werfen dann dem anderen vor, sie nicht mehr zu lieben. Für viele Menschen ist es eine Anstrengung, Sex und Liebe auseinanderzuhalten. Liebe und Sex stehen oft in einem engen Verhältnis zueinander, deshalb die Verwirrung. Die Tatsache, dass Liebe und Sex in unserem Denken und Fühlen oft miteinander verbunden sind, kann komplexe Folgen haben. Aber »Ich liebe dich« heißt noch lange nicht »Ich möchte Sex mit dir haben« (van Lunsen e. Laan 2017).

Partner begehen dann den Fehler, wie es in einem Beziehungskonflikt oft geschieht, anzunehmen, dass es nur eine Wirklichkeit und daher auch nur eine Wirklichkeitsauffassung gibt – nämlich die eigene (Watzlawick 1976). In diesem Sinne kann der eine Partner dem anderen vorwerfen, dass er, wenn er den Partner wirklich lieben würde, auch Sex mit ihm haben wolle. So entsteht eine Situation, die an das »Sei spontan«-Paradox erinnert. Man muss gut differenziert sein, um ein »Nein« des Partners nicht als persönliche Ablehnung wahrzunehmen, sondern zu verstehen, dass das »Nein« nicht unbedingt etwas mit einem selbst zu tun hat.

Was tut der eine Partner, wenn der andere sexuelle Hingabe fordert und er diese am besten auch noch genießen soll? Wenn er dazu nicht in der Lage oder nicht willens ist, nimmt der erste Partner vielleicht an, dass entweder mit ihm selbst oder mit der Welt etwas nicht stimmt. Und da man in der Auseinandersetzung mit »der Welt« meistens den Kürzeren zieht, ist man praktisch gezwungen, die Schuld in sich selbst zu suchen. Solch ein unangenehmes, schmerzvolles Gefühl, wie sich sexuelle Lustlosigkeit für manche anfühlen kann, wird dann manchmal als krankhaft erlebt (Watzlawick 1976). So wird der Partner, der keine Lust hat, möglicherweise zum identifizierten Patienten, entweder von sich aus gesehen, aus der Sicht des Partners oder aufgrund kultureller Normen. Im schlimmsten Fall unter allen drei Aspekten gleichzeitig, und das ist nicht selten der Fall, wenn Menschen

Sexualtherapie aufsuchen. Das ergibt viel Druck, was nicht gerade eine günstige Bedingung ist, um Lust zu bekommen. Zusätzlich wird die sexuelle Leidenschaft getötet, wenn der andere erwartet, dass der Partner sich selbst im Namen der Liebe opfert (Schnarch 1997).

Wenn man aufmerksam bleibt, kann man auch hören, wie festgefahren ein Paar an dem Gegensatz von »gesund« versus »dysfunktional« festhält. Es ist sehr verbreitet, dass ein Partner als stärker verantwortlich gesehen wird für eine identifizierbare sexuelle Thematik wie sexuelle Lustlosigkeit, Erektionsprobleme oder Schmerzen bei der Penetration (Iasenza 2010). Aber durch bestimmte Fragen können Klienten anfangen, ihr sexuelles Verhalten in Zusammenhang zu bringen mit dem Kontext, in dem sie leben (vgl. Hall 2004):

- Warum ist Sex wichtig für Sie?
- Warum ist es ein Problem, dass Sie wenig (bzw. sehr) an Sex interessiert sind?
- Denken Sie an die verschiedenen Botschaften, die Sie über Sex bekommen und bekommen haben, von den Medien, Ihrer Familie, Ihren Freunden. Wie haben Sie das alles unter einen Hut gekriegt?
- Versuchen Sie, in Bezug auf die wichtigen Menschen in Ihrem Leben den nächsten Satz zu ergänzen: Wenn mein(e) ... (Mutter, früherer Partner, Freund ...) über meine sexuellen Probleme etwas erfahren würde, würde diese Person mir Folgendes sagen: ...

Noch kurz zurück zu dem oben erwähnten Alltagssex. Das Schwierige an dieser Reduktion auf den kleinsten gemeinsamen Nenner ist, dass man zwar beziehungsethisch etwas »Gutes« tut, weil doch eine gewisse Gegenseitigkeit besteht. Dass man aber damit gleichzeitig ein konservatives Prinzip etabliert, das Gleichheit und Kontinuität verlangt und damit

Entwicklung verhindert (Clement 2004). Partner, die sich weiterentwickeln möchten, können dies nicht, ohne emotionale Risiken einzugehen. Das ist die Paradoxie der gemeinsamen erotischen Entwicklung – die bisherige Gemeinsamkeit muss von mindestens einem Partner gekündigt werden, um sie auf einer anderen Ebene weiterzuentwickeln.

Weil man an einer erotischen Schwelle steht, kann die Verlockung groß sein, zurück in die vertraute Unzufriedenheit zu flüchten. Dort muss man immerhin keine unbekannten Risiken eingehen. Auch der Therapeut befindet sich an einer kritischen Stelle, weil es der Therapeut ist, der die Differenz zur Sprache gebracht hat. Es kann passieren, dass das Paar sich gegen den Therapeuten verbündet und in das alte Muster zurückfindet. Also ist man als Therapeut hier gut beraten, sich zu vergewissern, ob der Veränderungsauftrag des Paares noch gilt (Clement 2001).

8.4 Das ideale sexuelle Szenario

Die Intervention des idealen sexuellen Szenarios (ISS) geht davon aus, dass beide Partner ein bestimmtes sexuelles Profil haben, jedoch nur die Schnittmenge beider Profile kommuniziert wird, weil es ein gewisses Risiko z. B. von Ablehnung mit sich bringt, sich zu zeigen. Gleichzeitig zeigt die Forschung, dass Menschen, die verbale Risiken eingehen und somit einen Exkurs in verbotenes Gebiet machen, dadurch ein Gefühl der Sicherheit gewinnen (Kleinplatz et al. 2009). Das ideale sexuelle Szenario (ISS) ist eine Intervention aus der systemischen Sexualtherapie, bei der es eben um das Eingehen verbaler Risiken geht mit dem Fokus auf der sexuellen Differenz zweier Menschen. Die Intervention bietet eine wichtige Auseinandersetzung mit sich selbst und profiliert die sexuellen Unterschiede zwischen zwei Partnern wie keine andere Intervention, weil es explizit um das Aussprechen der eigenen Vorstellungen geht.

Das ISS wird in drei Schritten erstellt. Klienten müssen erstens das eigene ideale sexuelle Szenario für sich aufschreiben, als Selbstaussage und ohne Rücksichtnahme auf den jeweiligen Partner. Ein Szenario wird so detailliert aufgeschrieben, dass man ihm theoretisch wie einem Drehbuch folgen könnte. Wenn die Klienten die Aufgabe annehmen und das ISS vom Therapeuten gut in eine Sitzung eingebracht wird, ist die nächste Frage, ob die Klienten es bei der folgenden Sitzung offenlegen wollen oder nicht. Zuletzt erfolgt die Reaktion des Partners.

Es kann eine sehr konfrontierende Intervention sein und ist darum nichts für ein Anfangsgespräch. Die Schritte sind zwar klar unterscheidbar, aber aufeinander bezogen. Und die partnerschaftliche Kommunikation der beiden sexuellen Profile macht den Kern der Auseinandersetzung aus. Es geht nicht so sehr darum, was die Partner tun könnten, sondern vielmehr darum, wie sie oder als wer sie sexuell gesehen werden (Clement 2004).

Bei der Auswertung ist es wichtig zu überprüfen, ob die Aufgabe verstanden oder missverstanden wurde, ob sie überhaupt durchgeführt wurde, wie mit Vermutungen und Befürchtungen über den Text des Partners umgegangen wird, wie über eine etwaige Offenlegung verhandelt wird und wie mit emotionalen Reaktionen nach einer Offenlegung umgegangen wird. Es geht sowohl darum, die Selbstvalidierung zu stärken, als auch darum, einen kreativen Umgang mit Unterschiedlichkeiten anzuregen (von Sydow u. Seiferth 2015).

Zurückgreifend auf die Differenzierung heißt es bei dieser Intervention, dass der Klient die Reaktionen des Partners nicht persönlich zu nehmen braucht, weil keine Notwendigkeit der Verteidigung besteht. Gewiss, das ist leichter gesagt als getan. Der Eigner seiner eigenen Antworten zu sein führt den Klienten dazu, eine stärkere Beziehung zu sich selbst aufzubauen und seine Integrität zu bewahren (Schnarch 1997).

Die Freiheit, unerbittlich ehrlich zu sich selbst und völlig transparent mit dem Sexualpartner zu sein, ist für viele ein wichtiger Teil einer sexuellen Begegnung. Die emotionale Kraft, die darin liegt, authentisch zu sein, gesehen und erkannt zu werden, wird in der Forschung immer wieder von Menschen als Geschenk beschrieben (Kleinplatz et al. 2009).

9 Schlusswort

Das Ziel dieses Buches war es, Richtlinien für therapeutische Reflexionen und Entscheidungen einzuführen, statt neue Wahrheiten zu introduzieren. Da es keine objektiven Kriterien gibt, sexuelles Begehren zu messen, ist der optimale Wert für jede Person genau das, was für diese Person gut passt, in der einzigartigen Situation dieses Menschen. Was ein optimales Niveau an sexuellem Interesse oder ein Bestwert an sexuellem Begehren ist, hängt von den kulturellen Werten ab – letztlich muss man sich auf sich selbst verlassen. Zuversichtliches Denken hilft, um die verdrehten Mitteilungen, die man frühzeitig mitbekommen hat und mit denen man stetig bombardiert wird, hinter sich zu lassen und die eigenen Möglichkeiten zu erweitern und auszubauen. Wenn man die Beurteilungen loslässt und weniger damit beschäftigt ist, was man sollte, sondern mehr mit dem, was man möchte, ergeben sich ganz neue Chancen (Ogden 2008).

9.1 Zusammen auf eigenen Beinen stehen

Es geht um ein selbstbestätigendes Gefühl, frei zu sein, eine sexuelle Einladung abzulehnen oder anzunehmen. Und weil jeder Mensch seine eigenen Voraussetzungen hat, wie er Lust auf Sex bekommt, ergeben sich unbeabsichtigt immer wieder Fragen darüber, wie man mit dem Unterschied zum anderen umgeht. Dafür zu sorgen, dass jeder Partner zufrieden wird, ist nicht unbedingt eine leichte Aufgabe. Die Lust fällt nicht vom Himmel, auch wenn es sich manchmal so anfühlt. Der sicherste Weg, um (wieder) Sex genießen zu können, ist erstens zu überlegen, was jeder für sich braucht an Rahmenbedingungen, damit alle sich wohl genug fühlen können, um sich überhaupt auf eine sexuelle Begegnung einzulassen, und zweitens, zusammen über Voraussetzungen, Wünsche und Grenzen zu sprechen, damit alle sich am Ende erfüllt fühlen können (van Lunsen e. Laan 2017). Dafür ist die systemische Sexualtherapie äußerst geeignet.

Anders als die lern- und entspannungsorientierten Interventionen der klassischen Sexualtherapien zielen die Interventionen der systemischen Sexualtherapie darauf, das sexuelle Begehren zu entwickeln, zu profilieren und zu strukturieren. Wenn der Schwerpunkt auf dem Wollen liegt statt auf dem Können, zielen die Interventionen nicht auf das Fehlende, sondern auf einen bewussteren Zugang zu eigenen Ressourcen, zum bereits Vorhandenen und dessen Entwicklung. Entgegen der Defizitbeschreibung des Klienten versucht man Möglichkeiten zu untersuchen, die darauf zielen, auf eigenen Mitteln aufzubauen. Gerade weil ein Leidensdruck besteht, werden die Möglichkeiten und Kompetenzen der Klienten leicht unterschätzt oder werden sogar übersehen (Clement 2004).

9.2 Zielneutral und normfrei

Der Fokus der Interventionen zielt sowohl auf das Spannungsfeld von ungelebten Fantasien und gelebtem Verhalten als auch auf die Unterbrechung sexueller Interaktionsmuster. Aus systemischer Sicht wird der »Ursache« von Symptomen weniger Aufmerksamkeit geschenkt als den Mechanismen und Verhaltensmustern, die zu ihrer Aufrechterhaltung beitragen. Wichtig ist es, immer wieder zu überlegen, ob man als Therapeut zielneutral arbeitet oder doch in die Verlockung kommt, eine normative Haltung einzunehmen, wo die Interventionen gut gemeinte Anstrengungen sind, um von einer »beeinträchtigten« zu einer »mängelfreien« Sexualität zu kommen. Sexualtherapeuten müssen anstreben, immer wieder in eine Metaperspektive zu kommen, wo die persönlichen und kulturellen Wertvorstellungen sich von den therapeutischen Konzeptionen unterscheiden. Sonst droht die Gefahr, dass man sich mit dem Partner mehr verbündet fühlt, dessen Selbstdarstellung am meisten der eigenen gleicht (Clement 2004).

Bei der Erforschung optimaler sexueller Begegnungen zeichnen die Ergebnisse ein radikal anderes Bild als das, was in den Medien dargestellt wird. »Großartiger Sex« hat für die Beteiligten wenig mit der physiologischen Funktion zu tun (also ob Erektion, Lubrikation, und Orgasmus zustande kamen) und viel mehr mit der Einstellung und Absicht der an diesen Handlungen beteiligten Personen (Kleinplatz et al. 2009). Das »normale« Funktionieren ist nicht einmal eine Voraussetzung für guten Sex. Es geht vielmehr um die Bereitschaft, an einer erotischen Begegnung teilzunehmen, und darum, ob diese Begegnung danach als genussvoll erlebt wurde, unabhängig davon, ob es zum Orgasmus kam.

Diese Ergebnisse sollen nicht dazu genutzt werden, die Messlatte noch höher zu legen oder neue Standards zu setzen. Im Gegenteil, wenn es eine Botschaft aus der neueren Forschung gibt, dann ist es die, dass diejenigen, die eine für sie optimale Sexualität erleben, gelernt haben, das herkömmliche normative Skript mit den eingebauten Leistungserwartungen zu ignorieren, um auf ihre eigenen Wünsche und inneren Stimmen zu hören und dafür Verantwortung zu übernehmen. Das Teilen auf einer tiefen Ebene und die Akzeptanz der anderen Person führen zu mehr Selbsterkenntnis und Selbstakzeptanz, untergraben die vorherrschenden Mythen und tragen außerdem noch dazu bei, sexuelle Probleme zu verhindern (Kleinplatz et al. 2009).

Es könnte trotzdem so aussehen, als ob die systemische Sexualtherapie versuchte, neue Maßstäbe anzustreben. Manche irritiert es, wenn man zwischen »langweiligem« und »gutem« Sex unterscheidet, weil es Paare gibt, die durchaus zufrieden sind, wenn sie wieder zu »durchschnittlichem«, geteilten Sex kommen (Maß u. Bauer 2016). Der Sex muss nicht großartig sein, schließlich wäre das in der Tat eine neue Norm, mit allen Konsequenzen solch einer Erwartung. Die systemische Sexualtherapie priorisiert, dass Menschen zu einer eigenen, authentischen Sexualität kommen, dass eine höhere Stimmigkeit in der sexuellen Begegnung erreicht wird. Die wechselseitige Konfrontation mit bislang nicht geteilten Wünschen kann zum erregenden Sex beitragen, muss es aber nicht. Die Anerkennung, dass es auch z. B. unvereinbare Wünsche gibt, erlaubt ein Mehr an Bejahung dessen, was gemeinsam gelebt wird (Clement u. Eck 2013).

Es bestehen viele verschiedene Faktoren, die unser sexuelles Interesse beeinflussen können, daher muss der Therapeut kreativ und geschickt in der Planung einer sinnvollen Behandlung sein. Es versteht sich von selbst, dass es kein Einheitsmodell für therapeutische Interventionen geben kann. Wie zu Beginn des Buches erwähnt, neigen Paartherapeuten dazu, sich auf Bindung und Hingabe zu konzentrieren, wo Sexualtherapeuten sich auf das Verlangen konzentrieren. Ein systemischer Sexualtherapeut zieht das Zusammenspiel aller dieser Elemente in Betracht (Weeks, Gambescia a. Hertlein 2016).

Die effektive Behandlung von Problemen mit dem sexuellen Verlangen erfordert also mehr, als die Symptome verschwinden zu lassen. Es geht darum, Probleme so anzugehen, dass die persönliche Entwicklung beider Partner verbessert wird (Schnarch 2010). Aber einige Klienten wollen vielleicht nur, dass das Symptom verschwindet. Diese Entscheidung verdient es, gewürdigt zu werden. Es ist allerdings eine sehr begrenzte therapeutische Perspektive, wenn dies die einzige angebotene Möglichkeit ist. Es ist unsere therapeutische Pflicht, alternative und umfassendere Tagesordnungen aufzustellen. Wir können helfen, Klienten zu ermutigen, sich weiterhin emotional und erotisch zu erkunden, indem wir breitere Perspektiven eröffnen (Kleinplatz 2012b). Es mag unwahrscheinlich klingen, aber sexuelle Dysfunktionen können ein Segen in Verkleidung sein, wenn man sie gut benutzt. Einige Dilemmas sind nicht dazu bestimmt, behoben zu werden. Die Lösungen, die wir suchen, kommen manchmal dadurch zustande, dass wir sie durchleben. Also müssen wir bisweilen Situationen schaffen, die Klienten herausfordern, um ein gutes Ergebnis zu bekommen (Schnarch 1997).

9.3 Ausblick

Die Vorgehensweise, die hier propagiert wird, ist im Gegensatz zu den mehr traditionellen eine zögerliche und vorläufige, mit offenem Ende und voller Möglichkeiten. Sie beinhaltet sexpositive Elemente, während gleichzeitig die Notwendigkeit für Bedeutung und Kontext erkannt wird (Weeks 2017). Eine gut gelungene Sexualtherapie eröffnet auch den notwendigen Raum, um Frustrationen, Fragen und Bedürfnisse zur Sprache zu bringen (Stirn u. Pika 2016). Der therapeutische Rahmen kann als Übungs- und Übergangsraum gelten, wo Klienten ausprobieren, Sachen zum ersten Mal auszusprechen, mit dem Therapeuten als unterstützendem Helfer und Zeugen.

Den Erfolg der systemische Sexualtherapie kann man daran messen, inwiefern im Anschluss die Geschichte der eigenen Sexualität anders erzählt wird (Clement 2004). Gleichzeitig gibt es aber bisher auch keine empirischen Belege, die für die systemische Sexualtherapie sprechen, bestenfalls evaluiert man sie durch therapeutische Einzelfälle oder wird durch die eigene Lebenserfahrung gestützt (von Sydow u. Seiferth 2015).

Einerseits kann dies als Schwäche gelten, anderseits kann man fragen, was gute Ergebnisse darstellen? Ein Paar, das zusammenbleibt? Menschen, die – jeder für sich – bessere sexuelle Entfaltungsmöglichkeiten finden? Zukünftige Untersuchungen wären gut, gleichzeitig wissen wir schon lange, dass alle Psychotherapien ungefähr gleiche Auswirkungen haben und dass die besten Ergebnisse entstehen, wenn die therapeutische Allianz stark ist. Und diese wird gestärkt, indem man sich als Therapeut überhaupt an das Thema Sexualität herantraut (Lins 2020).

Vom ersten Gespräch an kann man durch untersuchende und normalisierende Fragen über (für manche) ungewöhnliche Erfahrungen oder Einstellungen eine Erweiterung des therapeutischen Raumes schaffen (Iasenza 2010). Es ist wichtig, dass man als Therapeut die von Klienten mitgebrachten Erwartungen und Überzeugungen über »richtige, gesunde, männliche oder weibliche« Sexualität etwas herausfordert, sonst wird der Klient oder ein Paar keine nennenswerte Entwicklung machen (Clement 2004). Offenheit gegenüber allen Klienten ist hierbei unerlässlich, egal welche sexuelle Orientierung oder Geschlechtsidentität sie haben. Sexualität lässt sich nicht in Schubladen stecken, beim Kategorisieren greifen wir zu kurz und wir sollten offenbleiben für die Ambivalenz und mehrdeutige Botschaften der Sexualität und entsprechend danach handeln. Die starke Ausbreitung sexueller Kategorien und die anscheinend immer wieder neue Erfindung sexueller Identitäten verschieben Grenzen, verwirren Klassifikationen und bringen Erfrischung in die Sprache der Sexualität (Weeks 2017). Wenn Klienten merken, dass der Therapeut nicht normativ denkt, trauen sie sich, auch andere Seiten, für die sie sich vielleicht schämen, zu besprechen.

Ja zu sagen zu der Person, die man geworden ist, kann anstrengend sein. Manchmal muss man eine Entwicklung durchlaufen, wo Wachstumsschmerzen eintreten. Vielleicht muss man eine alte Geschichte verabschieden, und auch wenn es das Richtige ist, kann trotzdem damit Trauer verbunden sein. Das sieht man manchmal bei Menschen, die später im

Leben erkennen, dass sie z. B. schwul sind. Aber authentisch zu sein, gibt auch Freiheit: Wie viel Energie braucht man, um Illusionen aufrechtzuerhalten, sich als jemand anderes auszugeben und Rollen zu spielen, in denen man sich unglücklich fühlt? Therapeuten sollten ihre Klienten ermuntern, eigene alternative Ansichten zu entwickeln, sodass diese ihre ganz einzigartige Sexualität entdecken, definieren und verstehen können. Was für eine Wohltat, wenn Klienten einen sicheren Raum zum Arbeiten angeboten bekommen, wo sie ihre Sexualität, ihre erotischen Fantasien und Gefühle erkunden dürfen und auch beschämte, verwundete oder abgelehnte Seiten von ihnen selbst aufgedeckt, durchgearbeitet und integriert werden können. Mit etwas Orientierungshilfe kann man Klienten stützen, Bruchstücke ihrer eigenen Geschichte zusammenzubringen in ein für sie gut passendes Narrativ. Und Therapeuten werden mit einer immensen Dankbarkeit seitens der Klienten belohnt, somit ist die Arbeit mit der systemischen Sexualtherapie ein Gewinn für alle Beteiligten.

Literatur

Ahlers, C. (2017): Vom Himmel auf Erden. Was Sexualität für uns bedeutet. München (Goldmann).

Anderson, H. a. H. Goolishian (1992): The client is the expert: A not knowing approach to therapy. In: S. McNamee a. K. J. Gergen (eds.): Therapy as social construction. London (Sage), pp. 25–39.

Apfelbaum, B. (2012): On the need for a new direction in sex therapy. In: P. J. Kleinplatz (ed.): New directions in sex therapy. New York (Routledge), pp. 5–20.

Beck, A. (2016): Zwischen den Ohren und zwischen den Beinen – Bilder vom eigenen Geschlecht. In: A. Eck (Hrsg.): Der erotische Raum. Fragen der weiblichen Sexualität in der Therapie. Heidelberg (Carl-Auer).

Belous, C. K., T. M. Timm, G. Chee a. M. R. Whitehead (2012): Revisiting the sexual genogram. *American Journal of Family Therapy* 40 (4): 281–296.

Bischof, K. (2016): Lust auf Sex durch Lust am Sex – Das Begehren und die Neurophysiologie der Erotik. In: A. Eck (Hrsg.): Der erotische Raum. Fragen der weiblichen Sexualität in der Therapie. Heidelberg (Carl-Auer).

Butler, C. (2009): Sexual and gender minority therapy and systemic practice. *Journal of Family Therapy* 31: 338–358.

Charest, M. a. P. Kleinplatz (2018): A review of recent innovations in the treatment of low sexual desire. *Current Sexual Health Reports* 10: 281–286.

Clement, U. (2001): Systemische Sexualtherapie. *Zeitschrift für Sexualforschung* 14: 95–112.

Clement, U. (2004): Systemische Sexualtherapie. Stuttgart (Klett-Cotta).

Clement, U. u. A. Eck (2013): Systemische Sexualtherapie. In: P. Briken u. M. Berner (Hrsg.): Praxisbuch Sexuelle Störungen. Sexuelle Gesundheit, Sexualmedizin, Psychotherapie sexueller Störungen. Stuttgart (Thieme).

Clement, U. (2016a): Dynamik des Begehrens. Systemische Sexualtherapie in der Praxis. Heidelberg (Carl-Auer).

Clement, U. (2016b): Lustlosigkeit als Kompetenz – zur Dialektik von Nein und Ja. In: A. Eck (Hrsg.): Der erotische Raum. Fragen der weiblichen Sexualität in der Therapie. Heidelberg (Carl-Auer).
Clement, U. (2019a): Life lessons. Verfügbar unter: https://www.life-lessons.de/kurse/prof-dr-ulrich-clement [20.05.2020].
Clement, U. (2019b): Ausbildung »Sexuelle Störungen und ihre Behandlung«. Berlin, 2017–2019.
De Botton, A. (2012): How to think more about sex. London (Macmillan).
De Wachter, D. (2012): Borderline times. Het einde van de normaliteit. Leuven (Lannoo Campus).
Disler, B. (2019): Dynamisierung in der Paartherapie. Lustlosigkeit, Entfremdung und Affären systemisch visualisieren. Stuttgart (Klett-Cotta).
Eck, A. (2016a): Einleitung. In: A. Eck (Hrsg.): Der erotische Raum. Fragen der weiblichen Sexualität in der Therapie. Heidelberg (Carl-Auer).
Eck, A. (2016b): Fantasien in der Therapie – Minus- und Plussymptome als Zugang zur erotischen Entwicklung. In: A. Eck (Hrsg.): Der erotische Raum. Fragen der weiblichen Sexualität in der Therapie. Heidelberg (Carl-Auer).
Ellison, C. R. (2012): Sexual Choreography. »Am I enjoying this right now?« Not »How am I doing?«. In: P. J. Kleinplatz (ed.): New directions in sex therapy. New York (Routledge), pp. 141–160.
Giraldi, A., E. Kristensen a. M. Sand (2015): Endorsement of models describing sexual responses of men and women with a sexual partner: An online survey in a population sample of Danish adults Ages 20–65. *The Journal of Sexual Medicine* 12: 116–128.
Hall, K. (2004): Reclaiming your sexual self. How you can bring desire back into your life. New Jersey (John Wiley & Sons).
Hall, K. (2010): Reviving sexual desire in long-term relationships. In: S. R. Leiblum (ed.): Treating sexual desire disorders. A clinical casebook. New York (Guilford).
Hildenbrand, B. (2005): Einführung in die Genogrammarbeit. Heidelberg (Carl-Auer).
Hill, A. (2013): Sexuelle Orientierung. In: P. Briken u. M. Berner (Hrsg.): Praxisbuch Sexuelle Störungen. Sexuelle Gesundheit, Sexualmedizin, Psychotherapie sexueller Störungen. Stuttgart (Thieme).

Höhn, C. u. M. Berner (2013): Sexuelle Funktionsstörungen. In: P. Briken u. M. Berner (Hrsg.): Praxisbuch Sexuelle Störungen. Sexuelle Gesundheit, Sexualmedizin, Psychotherapie sexueller Störungen. Stuttgart (Thieme).

Iasenza, S. (2010): What is queer about sex?: Expanding sexual frames in theory and practice. *Family Process* 49 (3): 291–308.

Johnson, S. (2004): The practice of emotionally focused couple therapy. Creating connection. New York (Routledge).

Kehlet Lins, K. (2020): Sprechen über Sex. Heidelberg (Carl-Auer).

Kinsey, A. C. (1953): Das sexuelle Verhalten der Frau. Berlin (S. Fischer).

Kleinplatz, P. J., D. A. Ménard, M. P. Paquet et al. (2009): The components of optimal sexuality: A portrait of »great sex«. *The Canadian Journal of Human Sexuality* 18: 1–13.

Kleinplatz, P. J. (2012a): Introduction. In: P. J. Kleinplatz (ed.): New directions in sex therapy. New York (Routledge), pp. 1–5.

Kleinplatz, P. J. (2012b): »Is that all there is?«. In: P. J. Kleinplatz (ed.): New directions in sex therapy. New York (Routledge), pp. 101–119.

Kleinplatz, P. J. (2013): Three decades of sex: Reflections on sexuality and sexology. *Canadian Journal of Human Sexuality* 22 (1): 1–4.

Laqueur, T. (1990): Making sex: body and gender from the Greeks to Freud. London (Harvard University).

Leiblum, S. R. (2010): Introduction and overview: Clinical perspectives on and treatment for sexual desire disorders. In: S. R. Leiblum (ed.): Treating sexual desire disorders. A clinical casebook. New York (Guilford).

Markovich, D. (2007): Working with sexual issues in systemic therapy. *Australian & New Zealand Journal of Family Therapy* 28: 200–209.

Masters, W. H. a. V. E. Johnson (1966): Human sexual response. New York (Ishi).

Maß, R. u. R. Bauer (2016): Lehrbuch Sexualtherapie. Stuttgart (Klett-Cotta).

Meana, M. (2010): Elucidating women's (hetero) sexual desire: Definitional challenges and content expansion. *Journal of Sex Research* 47 (2): 104–122.

Morin, J. (1995): The erotic mind. New York (Harper-Collins).

Nagoski, E. (2015): Come as you are: The surprising new science that will transform your sex life. New York (Simon & Schuster).

Ogden, G. (2008): The return of desire: a guide to rediscovering your sexual passion. Colorado (Trumpeteer).

Ogden, G. (2012): Keys to sexual mysteries. In: P. J. Kleinplatz (ed.): New directions in sex therapy. New York (Routledge), pp. 337–353.

Ogden, G. (2018): Expanding the practice of sex therapy. New York (Routledge).

Perel, E. (2007): Mating in captivity. Sex, lies and domestic bliss. London (Hodder & Stoughton).

Perel, E. (2010): The double flame: Reconciling intimacy and sexuality, reviving desire. In: S. R. Leiblum (ed.): Treating sexual desire disorders. A clinical casebook. New York (Guilford).

Perel, E. (2016): Masterclass mit Esther Perel. Kopenhagen, 8.–9.10.2016.

Risen, C. B. (2010): Listening to sexual stories. In: S. B. Levine a. C. B. Risen (eds.): Handbook of clinical sexuality for mental health professionals. New York (Routledge).

Ryan, R. M. a. E. L. Deci (2000): Self-determination theory and the facilitation of intrinsic motivation, social development, and well-being. *American Psychologist* 55 (1): 68–78. DOI: 10.1037110003-066X.55.1.68.

Sanders, G. L. (2003): Systemic rituals in sexual therapy. In: E. Imber-Black, J. Roberts a. R. A. Whiting (eds.): Rituals in families and family therapy. New York (Norton), pp. 280–299.

Schmidt, G. (2014): Das neue Der Die Das. Über die Modernisierung des Sexuellen. Gießen (Psychosozial).

Schnarch, D. (1997): Passionate marriage: love, sex, and intimacy in emotionally commited relationships. New York (Norton).

Schnarch, D. (2010): Using crucible therapy to treat sexual desire disorders. In: S. R. Leiblum (ed.): Treating sexual desire disorders. A clinical casebook. New York (Guilford).

Selvini Palazzoli, M., L. Boscolo, G. Cecchin et al. (1980): Hypothesizing – circularity – neutrality: Three guidelines for the conductor of the session. *Family Process* 19 (1): 3–12.

Stirn, A. u. C. Pika (2016): »Nur die schönen Vögel sperrt man in Käfige?«. Das Streben nach dem perfekten Körper und seine Folgen. In: A. Eck (Hrsg.): Der erotische Raum. Fragen der weiblichen Sexualität in der Therapie. Heidelberg (Carl-Auer).

Van Lunsen, R. e. E. Laan (2017): Seks! Een leven lang leren. Vlaardingen (Prometheus).
Vansteenwegen, A. (2003): Helpen bij partnerrelatieproblemen. Het praktijkboek. Diegem (Bohn Stafleu Van Loghum).
Von Sydow, K. u. A. Seiferth (2015): Sexualität in Paarbeziehungen. Göttingen (Hogrefe).
Watzlawick, P. (1976): Wenn du mich wirklich liebtest, würdest du gerne Knoblauch essen. Über das Glück und die Konstruktion der Wirklichkeit. München (Piper).
Weeks, J. (2017): Sexuality. London (Routledge).
Weeks, J., B. Heaphy a. C. Donovan (2001): Same sex intimacies: Families of choice and other life experiments. London (Routledge).
Weeks, G. R., N. Gambescia a. K. M. Hertlein (2016): A clinician's guide to systemic sex therapy. New York (Routledge).
White, M. (2007): Maps of narrative practice. New York (Norton).

Über die Autorin

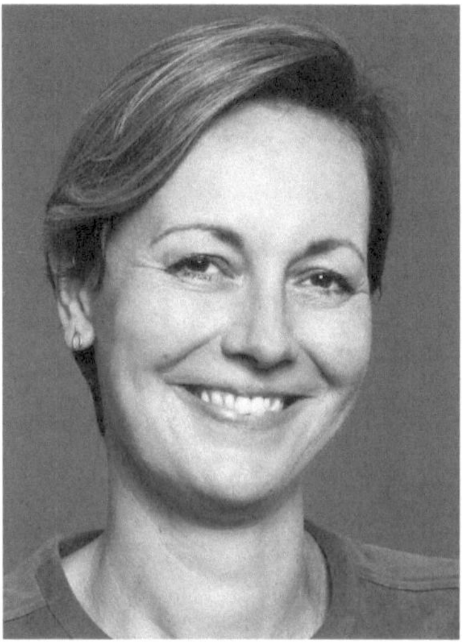

© Morten Holtum

Karina Kehlet Lins, Dipl.-Psych.; Ausbildung und Zertifizierung in Systemischer Therapie, Familientherapie und systemischer Sexualtherapie; Lehrtherapeutin für Sexualtherapie; Arbeitsgebiete und Schwerpunkte: Paartherapie, Sexualtherapie und LGBTQ+.